はじめてチェアサイドに
立つときに役だつ

歯周治療独習ノート

患者さんの前で戸惑わないための14ステップ

【監修】小林 明子

クインテッセンス出版株式会社

はじめに

近年、国民の健康に対する意識は年々高まり、「自分の歯を大切にしていきたい」という希望が後を絶ちません。歯科医療においては治療と予防、またはメインテナンスが相対応して行われなければならない時代になりました。プロフェッショナルケアを担当する歯科衛生士の役割は、さらに期待され、重要さが増してきています。

このような期待に応えるために、1日も早く口腔衛生のプロフェッショナル歯科衛生士として自信ある業務ができるようになりたい、という気持ちを皆さんも抱えていることでしょう。しかし焦りながらも、診療室で患者さんと対面すると、戸惑うことが多いのが実情ではないでしょうか。

実習で習ってきたことが、いざ患者さんを前にすると具体的にどうしたらよいか、臨床行為に不安になったり、自己流に陥ってしまいがちです。また、歯科衛生士の業務は大変幅広いものとなり、さまざまな業務やテクニックを身につけていかなければならない一方で、膨大な業務を一度に習得することはできません。

そこで、焦らずにひとつひとつを確実に身につけていくことでステップアップが図れるようにと考え、作成したのが本書です。

新人歯科衛生士教育に向けた歯周治療マニュアルとして、患者対応から始まり具体的手技を中心に構成し、実践的ポイントをできるだけわかりやすく、ビジュアルで解説しました。また、学校では知ることのできなかった適材適所に合わせた器具器材の選択や、操作時のヒントなど、すぐに臨床で応用できるような内容でまとめています。1人で学んでいても、ポイントとなる項目を自分でチェックしていくことでステップアップが図れることでしょう。ただし、本書はあくまでも入門としてのテキストです。さらに詳しく勉強するために、「Step Up のための Recommend book」と題して推薦書を列記しております。

歯科衛生士が担当する歯周治療には、一連の流れのあるシステマティックなハイジーンワークが要求されます。まずは患者さん対応の基本を理解し、患者さんに痛みを与えない、ていねいで快適なインスツルメント操作を覚えてください。そして臨床の現場で戸惑うことなく、堂々とプロフェッショナルケアを実践していただきたいと思います。そのために、本書が多くの患者さんから喜ばれるハイジーンワークの指南書としていただけることを期待します。

2010年春
監修：小林明子

別冊歯科衛生士 CONTENTS

はじめに ……………………………………………… 小林 明子 03

PART 1 本書を読み進める前に理解しておこう！ ―4つのポイント―

小林 明子 09

❶ 歯科衛生士の3大業務 ……………………………………………… 10

❷ 歯科衛生過程（dental hygiene process）…………… 11

❸ 歯周治療におけるシステマティック・ハイジーンワーク ……………… 12

❹ 歯科衛生士のヒヤリ・ハット対策 ……………………… 13

PART 2 14のステップで学ぶ、歯周治療の基本のハイジーンワーク

STEP1 ……………………………………………………… 中村 映子　18
ユニットでの患者さんへのあいさつ
最初が肝心！明るく元気に落ち着いて

STEP2 ……………………………………………………… 小林 明子　20
口腔内写真撮影
写真は患者さんの情報の宝庫

STEP3 ……………………………………………………… 貴島佐和子　26
エックス線写真撮影
条件が変ってもいつも同じレイアウトで

STEP4 ……………………………………………………… 小林 明子　38
ライティングテクニック
ライトの光を有効利用し、疲れない的確な作業をしよう

STEP5 ……………………………………………………… 小林 明子　41
フィンガーテクニック
さまざまな場面での指操作を覚えよう

STEP6 ……………………………………………………… 小林 明子　46
ミラーテクニック
ミラーは第二の目です

別冊歯科衛生士 CONTENTS

STEP7 ……………………………………………… 大住 祐子　50
エキスプローリング
探索力アップで情報量アップ！

STEP8 ……………………………………………… 大住 祐子　58
プロービング
歯周診査の要(かなめ)

STEP9 ……………………………………………… 田島菜穂子　68
インスツルメンテーション時の姿勢
姿勢は治療や診査の結果にも影響します

STEP10 …………………………………………… 小林 明子　79
キュレット選択の基本の考え方
キュレットの構造を理解して応用力をつけよう

STEP11 …………………………………………… 田島菜穂子　84
ポジショニング
7～1時が基本の仕事エリアです

STEP12 …………………………………………… 大住 祐子　99
スケーリング
バクテリアのすみかを除去しよう

STEP13 …………………………………………… 中村 映子　106
超音波スケーラーの活用
上手に活用して効率UP！

STEP14 …………………………………………… 小林 明子　114
エアースケーラーの活用
超音波スケーラーとの違いを把握して使い分けよう

PART 3 道具に対する理解を深めよう

TOOL1 .... 杉原 則子　118
基本のインスツルメント
適時、適所、適切なツールの選択
1. デンタルミラー　2. エキスプローラー　3. プローブ
4. スケーラー　5. キュレット

TOOL2 130
超音波スケーラー／エアースケーラー
◆超音波スケーラー
1. ピエゾンマスター600（株式会社松風）
2. スプラソン P‐Max＋【多目的超音波ユニット】（白水貿易株式会社）
3. キャビトロン プラス（デンツプライ三金株式会社）
4. バリオス 750LUX（株式会社ナカニシ）

◆エアースケーラー
1. エアーソルフィー（株式会社モリタ）
2. KaVo ソニックフレックス エアースケーラー 2003L（カボデンタルシステムズジャパン株式会社）
3. Ti-Max S950L（株式会社ナカニシ）

TOOL3 .... 小林 明子　138
使用後の道具について
インスツルメントは歯科衛生士の命
1. 道具の手入れ　2. 器具の管理　3. シャープニング

著者一覧

【監修・執筆】

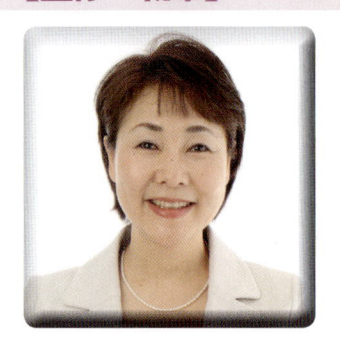

小林　明子
（歯科衛生士／小林歯科医院）

【執筆者一覧】(五十音順)

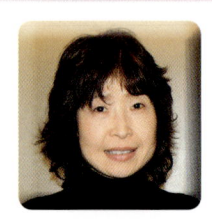

大住　祐子
（歯科衛生士／医療法人貴和会新大阪歯科診療所）

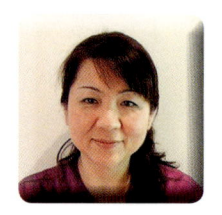

貴島　佐和子
（歯科衛生士／南歯科医院）

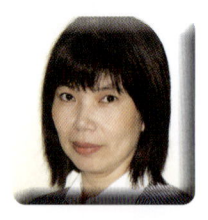

杉原　則子
（歯科衛生士／おおさか歯科医院、村上歯科医院）

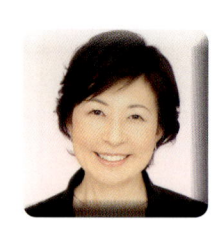

田島　菜穂子
（歯科衛生士／ナグモ歯科赤坂クリニック）

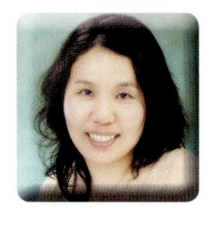

中村　映子
（歯科衛生士／ナグモ歯科クワバラクリニック）

【掲載企業一覧】(五十音順)

カボデンタルシステムズジャパン株式会社
デンツプライ三金株式会社
白水貿易株式会社
株式会社松風
株式会社ナカニシ
株式会社モリタ

PART 1

本書を読み進める前に理解しておこう！
―4つのポイント―

小林 明子

本書を読み進める前に理解しておこう！　1

◆ 歯科衛生士の3大業務

歯科診療補助
- 歯科医師の治療補助・介助
- 初診患者の情報収集（聞きとり）、カウンセリング
- 資料収集……歯周検査、口腔内写真撮影、各種リスクテスト、エックス線写真撮影セッティング
- 診査用模型印象採得
- 外科処置の補助
- 高齢者・障害者のケア、補助
- 小児歯科治療、矯正歯科治療の補助
- 歯周基本治療（SRP）　　　　　　　　　　　　　　など

歯科予防処置
- 成長期におけるう蝕のコントロール（ブラッシング指導、フッ化物の応用、再石灰化促進、フィッシャーシーラント）
- 成人のう蝕のコントロール
- 歯周基本治療
- 歯周治療後のメインテナンス／SPT
- 補綴治療後のメインテナンス
- 矯正歯科治療における予防処置　　　　　　　　　など

歯科保健指導
- 口腔衛生指導
- 栄養指導
- 食事指導
- 食育
- 全身的健康管理アドバイス
- 口腔筋機能療法（MFT）
- 口腔機能向上訓練　　　　　　　　　　　　　　　など

本書を読み進める前に理解しておこう！ 2

◆ 歯科衛生過程 (dental hygiene process)

　歯科衛生士の役割は大きく分けて、①歯科医師の治療補助、②患者さんへの単独行為（予防処置、保健指導）、③クリニック内の業務調整・まとめ役、の3分野といえると思います。そして、具体的に歯科衛生士が患者個別対応の業務を行うときに必要な考え方が、「歯科衛生過程」(dental hygiene process)です。この中で、実践として技術提供する時にはすべてを網羅し、見渡せる視野と知識が必要です。しかし、最初からすべてを行うことは不可能です。

　まずは、自分のやるべき仕事の範囲を理解し、その範囲の中で最善を尽くせるように努力しながら、常に一定の手順に沿った行動をしましょう。

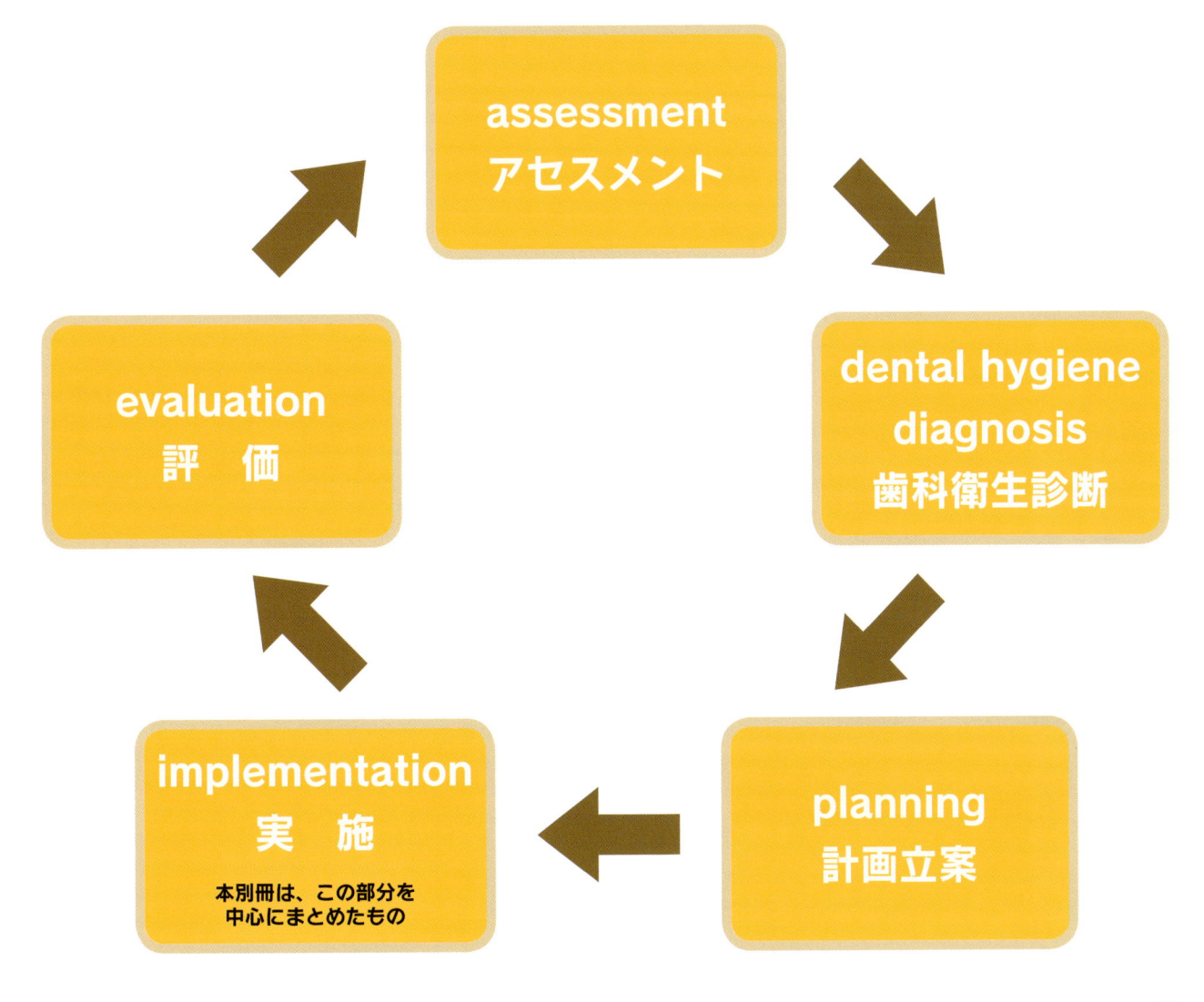

```
        assessment
        アセスメント
           ↑    ↘
  evaluation    dental hygiene
    評　価         diagnosis
                 歯科衛生診断
      ↑              ↓
  implementation  ← planning
     実　施          計画立案
本別冊は、この部分を
中心にまとめたもの
```

本書を読み進める前に理解しておこう！ 3

◆ 歯周治療における システマティック・ハイジーンワーク

- 患者さんへのあいさつ、自己紹介
- 診査診断のための資料収集
  - 口腔内写真（20ページ参照）、エックス線写真（26ページ参照）、診断用模型、プロービングチャート（58ページ参照）、プラークコントロールレコード、病原菌検査など
- 資料整理
- 歯科衛生士のアセスメント（評価）
  - 歯科医師の診断指導のもと評価
- 歯科衛生士のプランニング（行動計画立案）
- 歯周基本治療開始
  - 行動計画に基づき、TBI、SRP、デブライドメント、イリゲーションを開始（超音波スケーラーの活用（106ページ参照）、エアースケーラーの活用（114ページ参照））
- 再資料収集
  - 口腔内写真、エックス線写真、プロービングチャート、プラークコントロールレコード、診断用模型、病原菌検査など
- 資料整理
- 再評価
  - 歯科医師の再評価のもとに、歯科衛生士による再評価
- 歯科衛生士の再プランニング
- メインテナンス
  - プロービング（BOP、深いポケットの再評価）、SRP、プラークコントロールレコード、セルフケア状況の確認、デブライドメント、PMTC、PTCなど状況に応じて実施

本書を読み進める前に理解しておこう！ 4

◆ 歯科衛生士のヒヤリ・ハット対策

「ハインリッヒの法則」というものがあります。それは、「1：29：300」というもので、重大事故の前に30の軽い事故があり、その前に300の小さなミスがある、という法則です。

事故はありえます。どんな優秀な者でもミスを免れられません。ただし、対処によって確率は下げられるため、リスクへの事前対処が必要です。

そして医療事故を未然に防ぐために、記録に残すことが重要です。

👉 基本のヒヤリ・ハット対策

大きなミスを未然に防ぐために、必要な記録をシステムとして残す	ヒヤリ・ハットの事象をデータベース化する	ヒヤリ・ハットの記録を反省し、小さなミスを起こさない注意と工夫をする

👉 ミスには3タイプある

動作のミス（アクション・スリップ）
動作の意図は正しかったが、動作の実行段階で起きるエラー。

具体例　歯肉縁下のSRP中にキュレットの刃が折れた。

確認のミス（ミステイク、ナレッジベース）
知識や経験不足のために、動作の意図自体が間違っていた場合（誤ったルール）。

具体例　ヨード禁忌症の患者さんに確認せずにイソジンで洗浄してしまった。

記憶のミス（ラプス）
意図は正しいが、その行為を行うにあたっての記憶の誤りによって生じてしまった場合や、動作の意図をうっかり忘れてしまった場合。

具体例　B型肝炎ウイルスの患者さんの対応をうっかり忘れ、感染症対策を行わなかった。

👉 ヒヤリ・ハットの記録

	記　　録
ヒヤリハットの日時	できるだけ詳しい時間を記入
内　容	どのような作業時にどのようなミスがあったか
施術の場合は患者名	
患者の反応	無反応が起こった、痛みを訴えたなどの反応を記入
施行	なぜ気づいたのか、誰が気づいたのかを記入
対処	どのように対処したかを記入
原因の内容	なぜ起きたかを記入
その他の状況	上記以外のことや、ヒントになることを記入
自由記載の欄	上記以外のことや、ヒントになることを記入
記入者サイン・日付	

　ヒヤリ・ハットの記録をすることによって、リスクマネジメントができます。この記録の意図を十分に理解しましょう。

- 勤務評定、査定には関係なく、事故防止のためだけに使用する
- 提出することによってスタッフ全員で把握反省し、今後の対策に役立てる
- 事故が生じて報告しなかった場合に罰則がありえる

参考文献
1．徳島県保健福祉部医療政策課．安心・納得・頼れる医療のために（概要）．
　　http://www1.pref.tokushima.jp/hoken/iryouseisaku/singikai/anzen_konwakai_siryou0303_05.pdf（2010年4月6日アクセス）．

ヒヤリ・ハットの実際の記録を見て参考にしよう

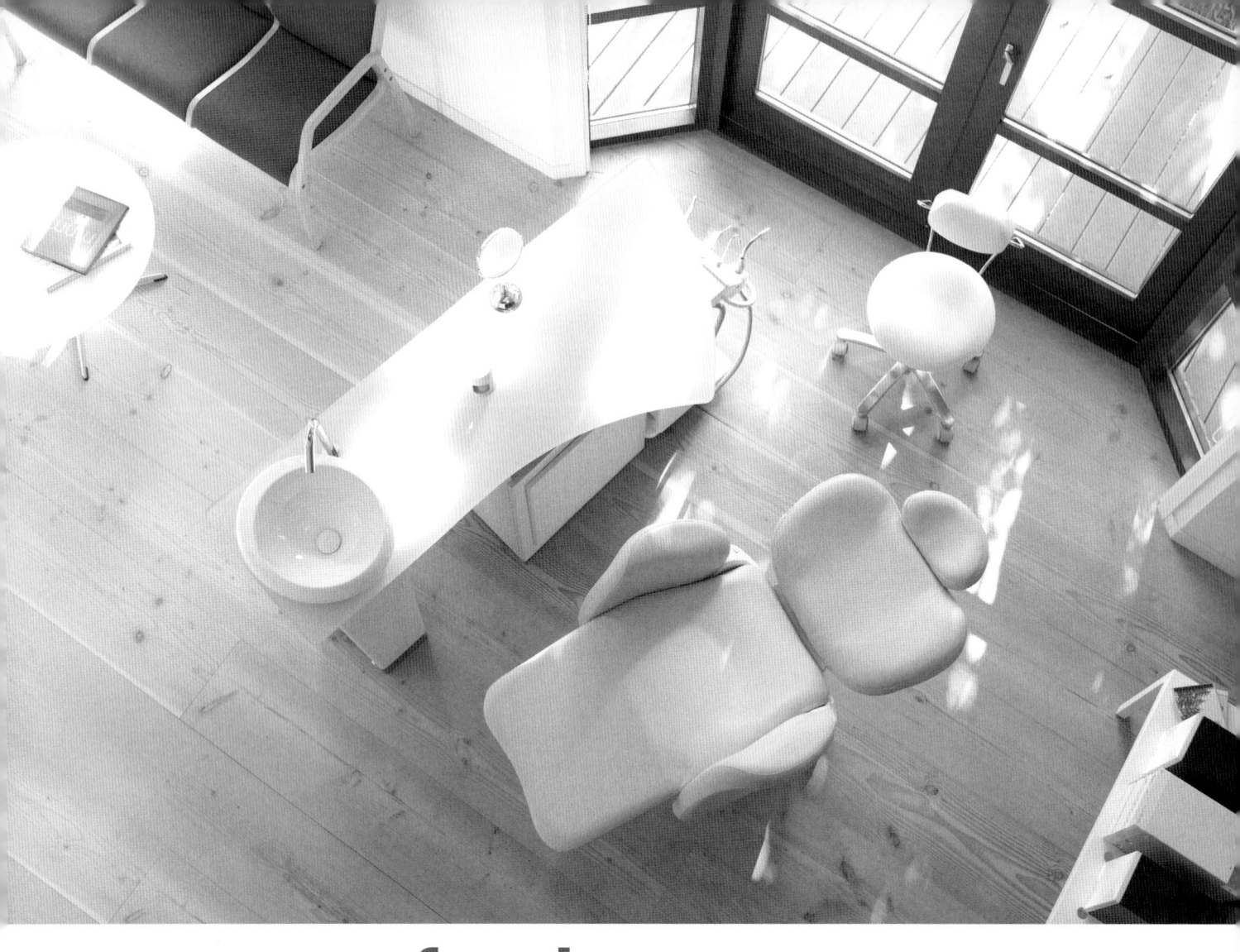

Prophylax ferie

プロフィラックス ［フェリエ］

それは「休日」という名をもつ新発想のデンタルユニット。
より機能的に、よりスムーズに、患者さんとの信頼関係を築きながら
デンタルケアの新しいカタチを創造します。

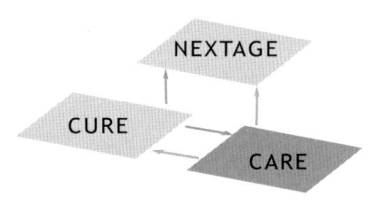

ケアゾーンでのリラックス感が大きな満足につながり、口もとに対する美意識を向上させます。そしてワンランク上の医療サービス空間NEXTAGE（ネクステージ）へ。

CHANGE THE THINKING OF TAL CARE

口もとへの意識を変える。
このチェアにはそんな力がある。

プロフィラックスゾーンにまた来たいと思いますか？

これは、想像を超えるケアをリラックス感が得られたこそのアンサー。リラックス感が大きな満足につながり、口もとに対する意識を向上させます。

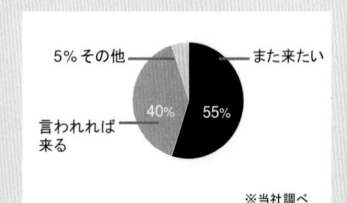

5％その他
また来たい 55％
言われれば来る 40％
※当社調べ

RELAXED SPACE FOR COUNSELING

デンタルケアの存在感と
カウンセリング力を高めるケアユニット。

患者さんとのコミュニケーションは、信頼関係を育む診療への第一歩。プロフィラックスフェリエでは、オプションでスイングモニターも装備し、患者さんへの的確な情報提供を行ったり、スムーズにインフォームドコンセントを得るなど、さまざまな場面でお役立ていただけます。

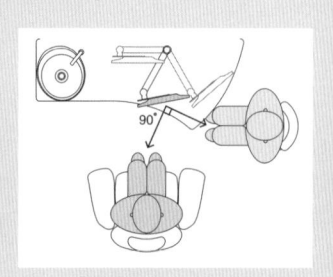

タカラベルモント株式会社

大阪本社 〒542-0083 大阪市中央区東心斎橋2-1-1 ☎(06)6212-3602代表
東京本社 〒107-0052 東京都港区赤坂7-1-19 ☎(03)3405-6877代表
http://www.takara-dental.jp

ユニット部：販売名『プロフィラックスⅡ』
医療機器認証番号 220AGBZX00250000
管理医療機器・特定保守管理医療機器

チェア部：販売名『プロフィラックスチェア（Mタイプ）』
製造販売届出番号 27B1X00042001027
一般医療機器・特定保守管理医療機器

※ケアゾーン導入医院レポート、歯科衛生士向けの活用レポートをホームページに掲載しています。

PART 2

14のステップで学ぶ、歯周治療の基本のハイジーンワーク

STEP1

ユニットでの患者さんへのあいさつ

最初が肝心！明るく元気に落ち着いて

中村 映子

あいさつで大切なこと

1. 誘導する前に、ユニット周りのチェックをする
2. 誘導時から患者さんを観察する
3. 前回処置を受けての感想を聞き、本日の内容を話す
4. 本日の処置内容について、患者さんに問題がないか聞く

STEP1　ユニットでの患者さんへのあいさつ

初対面時に患者さんに伝えること・行うこと

- 歯科医師から、もしくは自ら自己紹介をする。名刺があれば、名刺に両手を添えてお渡しする
- 歯科衛生士がどのような職種なのかを説明し、これから口腔の健康を維持するために援助させていただくことを伝える
- 歯周病の治療を受けた経験があるかを聞く
- 患者さんとの目標を決めるために、患者さんがどうなりたいかを把握する

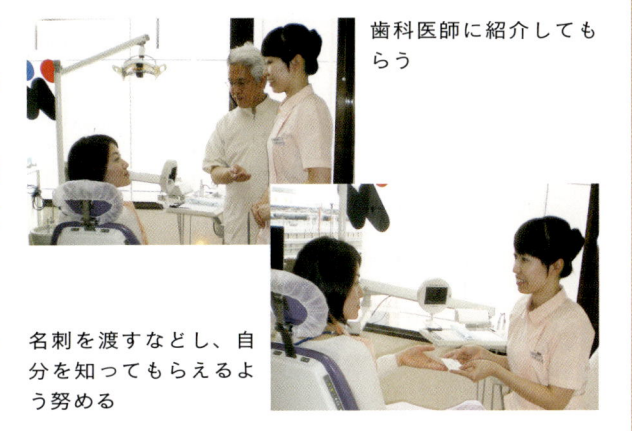

歯科医師に紹介してもらう

名刺を渡すなどし、自分を知ってもらえるよう努める

あいさつ、話をする時の注意点

- 患者さんに好感と信頼を持たれるために、清潔感のある身だしなみをする
- 患者さんに安心感を与えるために、美しい姿勢で目を見ながら、明るい笑顔で、はっきりと発音するように話す
- 患者さんが理解しやすくするために、それぞれの患者さんに合った言葉を選んで、わかりやすく話す
- 特に大切な話は抑揚をつけ、ゆっくり話す。繰り返し伝えることも必要
- 患者さんが話されている時も、美しい姿勢で患者さんの目を見ながら、時にはうなづいたり相槌を入れ、腰を折らずにうかがう
- 患者さんからの質問でわからなかったときなどは、「すみません。わかりませんので、後で調べて(もしくは先生あるいは先輩に聞いて)お返事する形でよろしいですか」などと答える

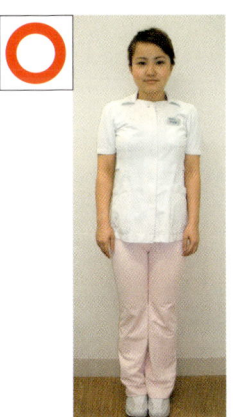

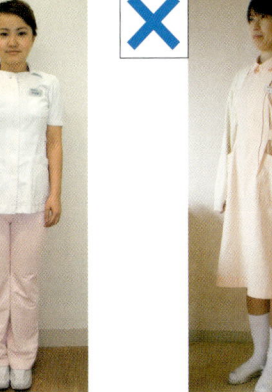

・髪はまとめる
・ネームプレートを胸元につける
・スカートよりスラックスが理想的
・落下物危険防止のためには、つま先が覆われたスニーカータイプのシューズ(靴は厚底)がよい

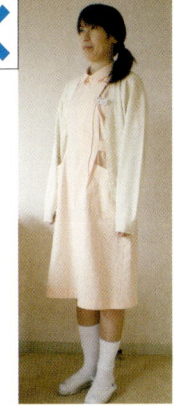

だらしない服装

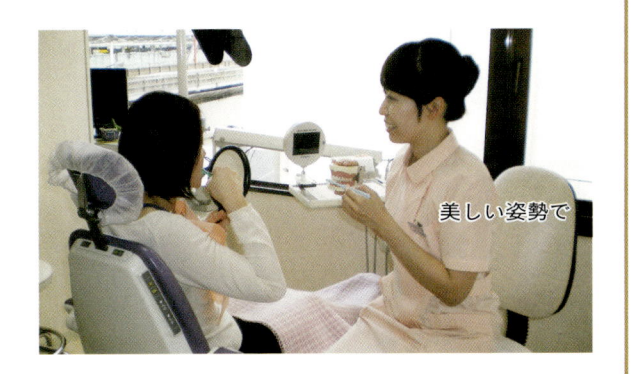

美しい姿勢で

STEP 2

口腔内写真撮影

写真は患者さんの情報の宝庫

小林 明子

口腔内写真撮影で大切なこと

1. 撮影前にどんな目的で何を撮るのかを把握する
   ➡ 規格写真、観察したい部位のみのポイント写真、外科などの施術中記録写真、口腔外写真（顔、補綴物、抜去歯）など
2. 規格性のある写真を撮る
   ➡ 倍率、方向を決めておく
3. 撮影前に患者さんの状態を観察する
   ➡ 口に合った口角鈎やミラーを選ぶために、口唇の大きさや柔らかさ、鼻呼吸できるかなどを調べる
4. 撮影中は患者さんの状況（リラックスしているか）を気遣う
5. 撮影は順番を決めて手際よく行う
6. 撮影後は撮りっぱなしにせず、写真を確認し目的ごとにタイトルを記入し、きちんと整理する

STEP2 **口腔内写真撮影**

撮影枚数の違い

撮影枚数は、目的により異なる

1枚

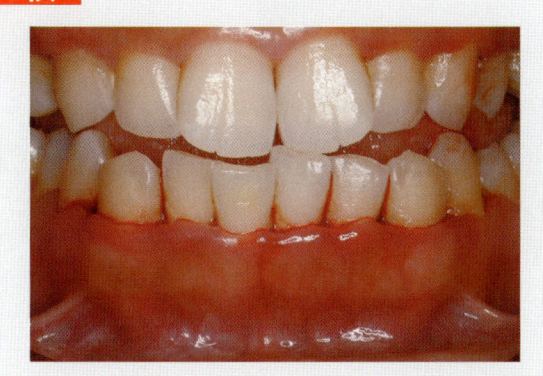

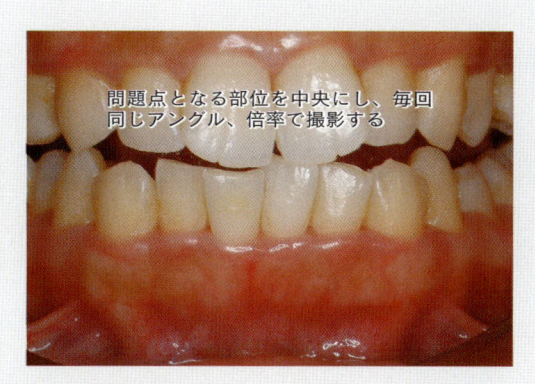

問題点となる部位を中央にし、毎回同じアングル、倍率で撮影する

下顎舌側歯肉の経過観察のために撮影

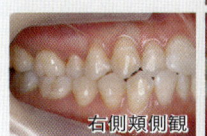

5枚

上顎観／中切歯切端／右側頬側観／前歯部観／左側頬側観／下顎観

頬側は、ミラーなしで側方観用ホルダーだけでも撮影可能。前歯まで撮影するとよい

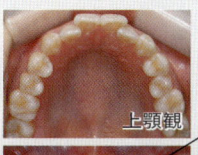

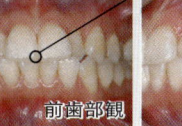

前歯観は中切歯切端が写真の中央にくるよう配置。上下顎小帯を意識してホルダーをひくとよい

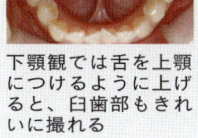

下顎観では舌を上顎につけるように上げると、臼歯部もきれいに撮れる

9枚

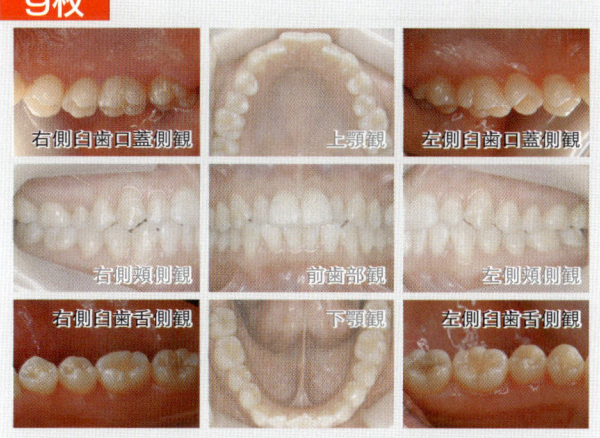

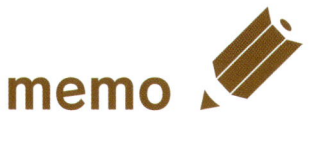

右側臼歯口蓋側観／上顎観／左側臼歯口蓋側観
右側頬側観／前歯部観／左側頬側観
右側臼歯舌側観／下顎観／左側臼歯舌側観

memo 気づいた点や自分のくせなどをメモしよう

口角鉤の種類

前歯部を広げるタイプ

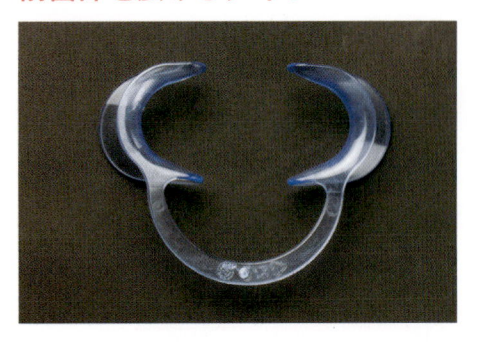

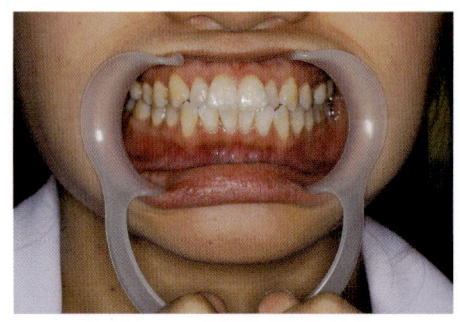

患者さんを煩わせることなくフリーハンドで口唇を横に広げられるタイプ。主に前歯部観の撮影に使用。広げる力の調整ができないため、口唇粘膜の弾力がない人や口の小さい人には痛みを与えてしまう。注意が必要。

側方部・上下部を広げるタイプ

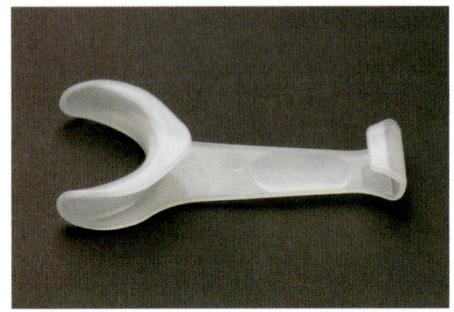

（サンフォート）

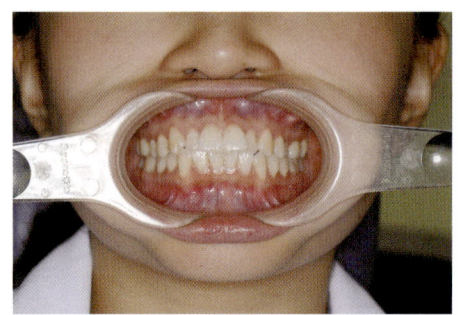

側方と上下の両方を広げることができるタイプ。口角鉤を変えることなく使用できるため便利。

臼歯側方部を広げるタイプ

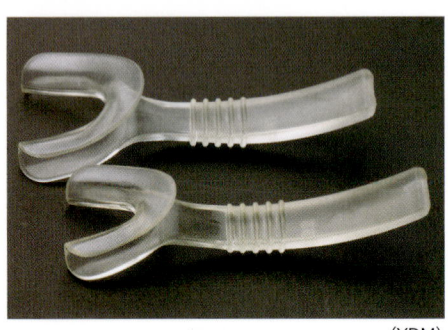

（YDM）

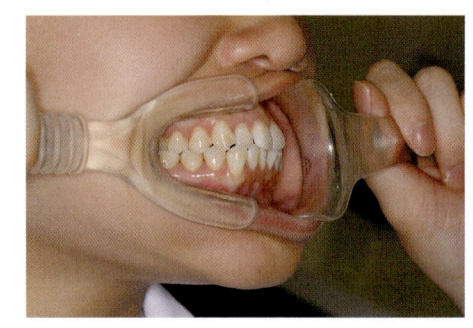

臼歯側方部用の口角鉤は、ミラーを使わずに撮影する時に用いる。主に前歯から第一大臼歯までの撮影に使用。第二大臼歯、最後臼歯までの撮影は難しい。

上下部を広げるタイプ

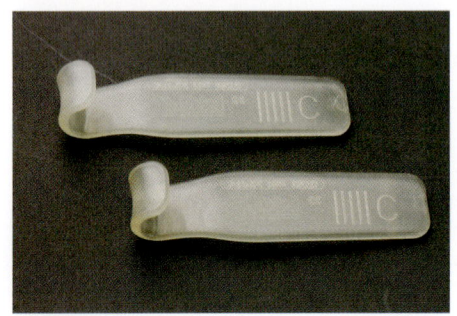

（YDM）

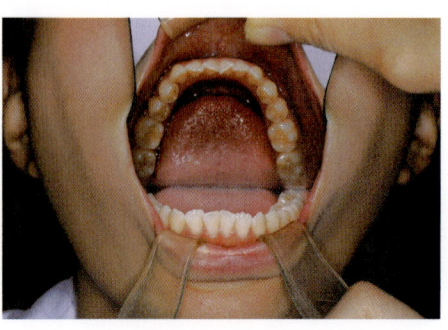

口唇を上下に広げる際に有効なタイプ。

STEP2 **口腔内写真撮影**

ミラーの種類

形によって撮影部位が異なる

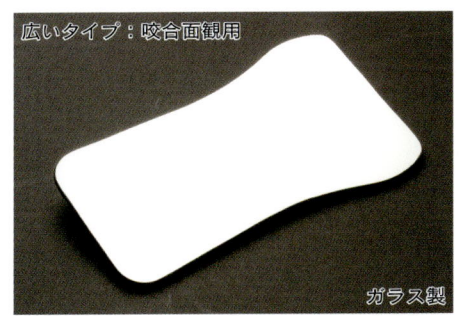

広いタイプ：咬合面観用
ガラス製
（サンフォート）

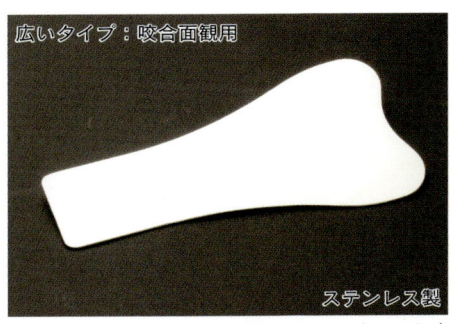

広いタイプ：咬合面観用
ステンレス製
（カボデンタルシステムズジャパン）

患者さんの口の大きさに合ったミラー選択ができるよう、大小いくつか用意しておくと便利。

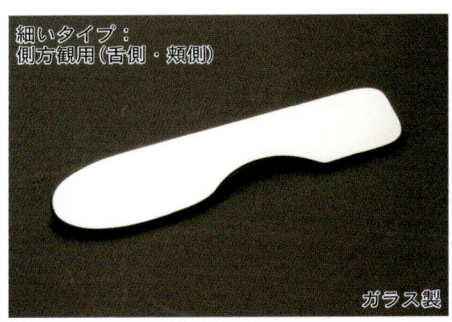

細いタイプ：
側方観用（舌側・頬側）
ガラス製
（サンフォート）

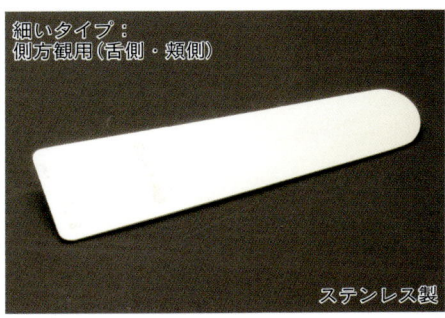

細いタイプ：
側方観用（舌側・頬側）
ステンレス製
（カボデンタルシステムズジャパン）

ガラス製は、傷や破損しやすい反面、光反射率が高く明るい。
一方ステンレス製は、ガラス製に比べクリアさにかける。いずれにしても、操作や保管時には破損や傷をつけないようにていねいに扱う。

ミラー使用の注意

- 撮影時にはミラーの曇りが出ないように温水で温めておきます。この時、ミラーどうしを重ねないようにします。
- 使用後は消毒・滅菌し、十分に水気をとります。その後、レンズ用フェルト、ガーゼなど柔らかい布でよく拭きます。水玉やくすみを残さないようにして保管します。

確認してみよう！ ★先輩や先生にもチェックしてもらおう！

check list ✓

	撮影目的を理解している		目標の時間内に撮影できる
	規格性のある写真が撮れる		カメラの操作を理解している
	撮影前に患者さんの状態を確認している		撮影後の整理をしている

カメラの持ち方・構え方

レンズを下からしっかり支えるように持つ

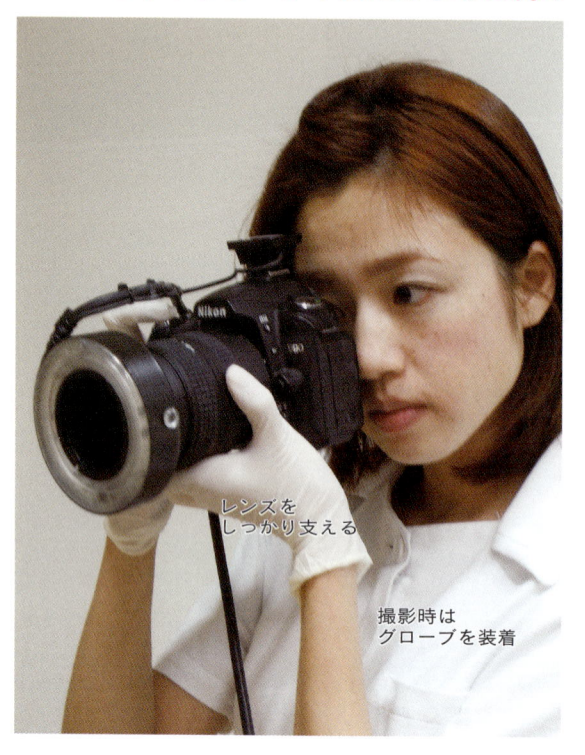

レンズを
しっかり支える

撮影時は
グローブを装着

チェアーの高さを調整する

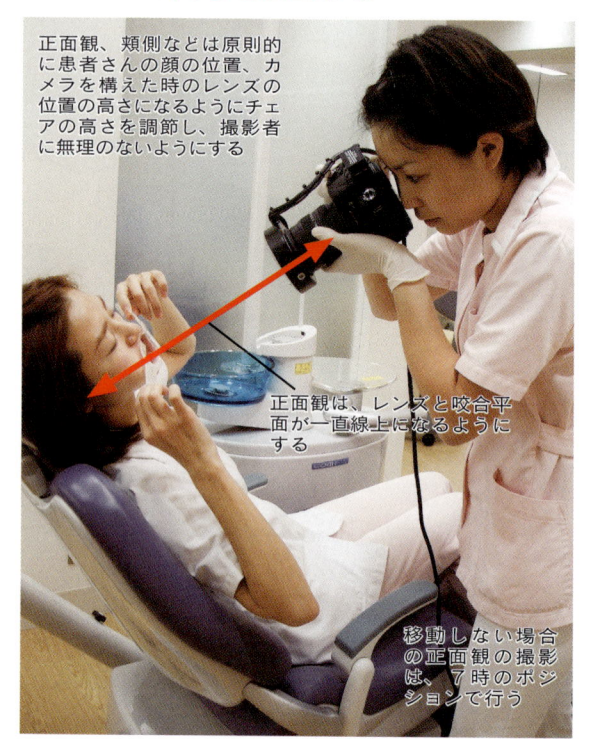

正面観、頬側などは原則的に患者さんの顔の位置、カメラを構えた時のレンズの位置の高さになるようにチェアの高さを調節し、撮影者に無理のないようにする

正面観は、レンズと咬合平面が一直線上になるようにする

移動しない場合の正面観の撮影は、7時のポジションで行う

撮　影

患者さんをリラックスさせ不安を与えないように配慮する

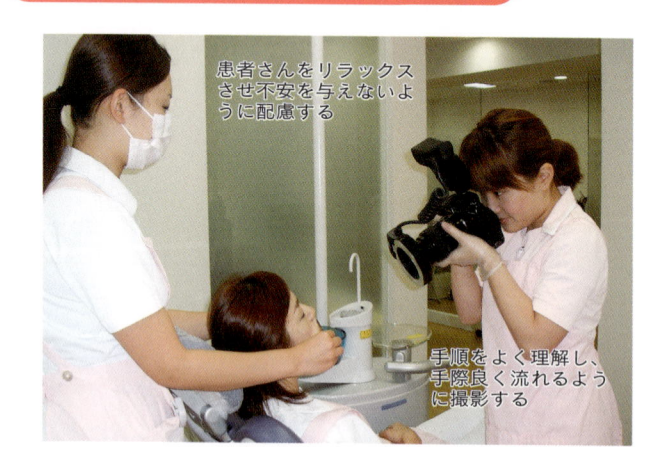

手順をよく理解し、手際良く流れるように撮影する

- ●**口角鉤**：患者さんに協力してもらい1人で撮影する場合と、アシスタントに口角鉤を持ってもらい2人で行う場合があります。2人の場合、患者さんに無理なく手早く撮影できます。
- ●**撮影ポジション**：撮影者が同じポジションで撮影する場合と、患者さんの周りを撮影者が移動する場合があります。

　口角鉤を引っ張ることに慣れていない患者さんにとっては、手が疲れてしまいつらいものとなりがちです。そのためにできるだけ短時間で撮影できるように、同じポジションで行う方が良いでしょう。

STEP2　口腔内写真撮影

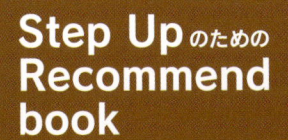

Step Up のための Recommend book

■ 歯科衛生士臨床のための Quint Study Club
だれでもバッチリ撮れる！口腔内写真撮影
監修：中野予防歯科研修会
著　：飯田しのぶ、山口志穂
発行：クインテッセンス出版

■ **改訂版　撮る・見る・見せる　デジタル口腔内写真**
著　：眞田浩一、月星光博
発行：クインテッセンス出版

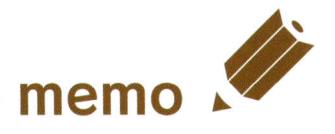

memo　　　　　　　　　　　　　　　　　　　　　気づいた点や自分のくせなどをメモしよう

STEP3

エックス線写真撮影

条件が変わってもいつも同じレイアウトで

貴島 佐和子

エックス線写真撮影で大切なこと

1. 患者さんに痛みを与えない
2. 読影できる写真になることを意識する
3. 継続的な変化が追えるよう、常に同じレイアウトで撮影する
4. 常に同じコントラストになるように現像液の状態に気を配る
5. 被曝からの防護に気を配る
6. 歯科衛生士は撮影してはいけない。セッティングが役割

患者さんに伝えておくべきこと

・撮影の目的を理解してもらう
・エックス線被曝について説明・理解していただき、エックス線写真撮影から得られるメリットを伝える
・治療内容によっては何度か撮影が必要であることを理解してもらう

STEP3 **エックス線写真撮影**

エックス線写真撮影時の注意点（セッティング時の注意）

・できる限りインジケーターを用いて撮影する
・見たい部位をできるだけフィルムの中央に位置させる
・咬合面とフィルムの辺縁を平行になるようにセットする
・同じ部位を撮影するときは、前回と同じ条件でセッティングする

読影できるエックス線写真（14枚法）

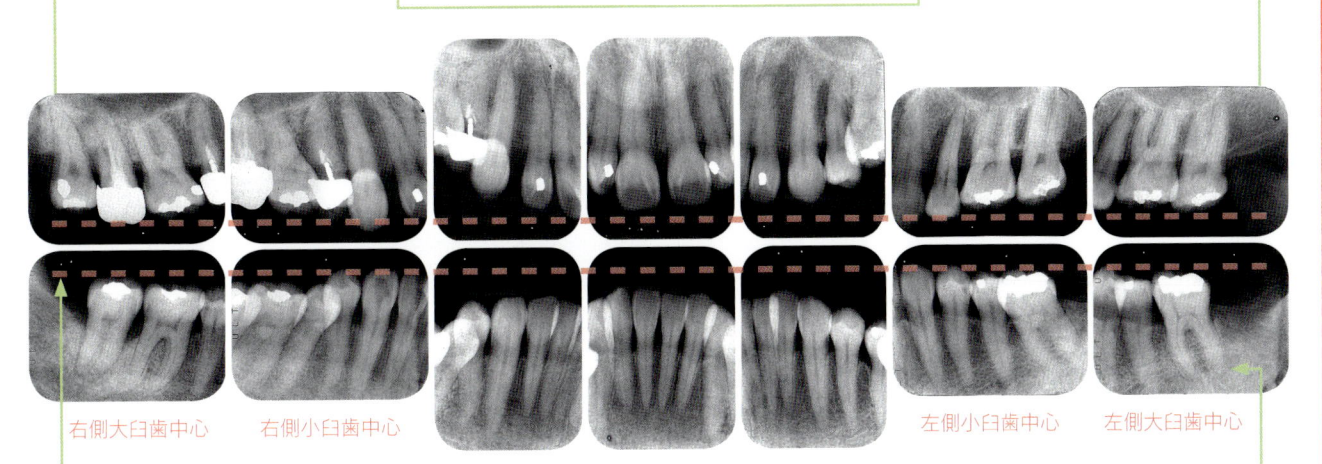

全体に現像のコントラストが揃っている

右側大臼歯中心　右側小臼歯中心　右側犬歯中心　正中中心　左側犬歯中心　左側小臼歯中心　左側大臼歯中心

咬合平面が揃っている

最後臼歯まで映っている

悪いエックス線写真とは①（14枚法）

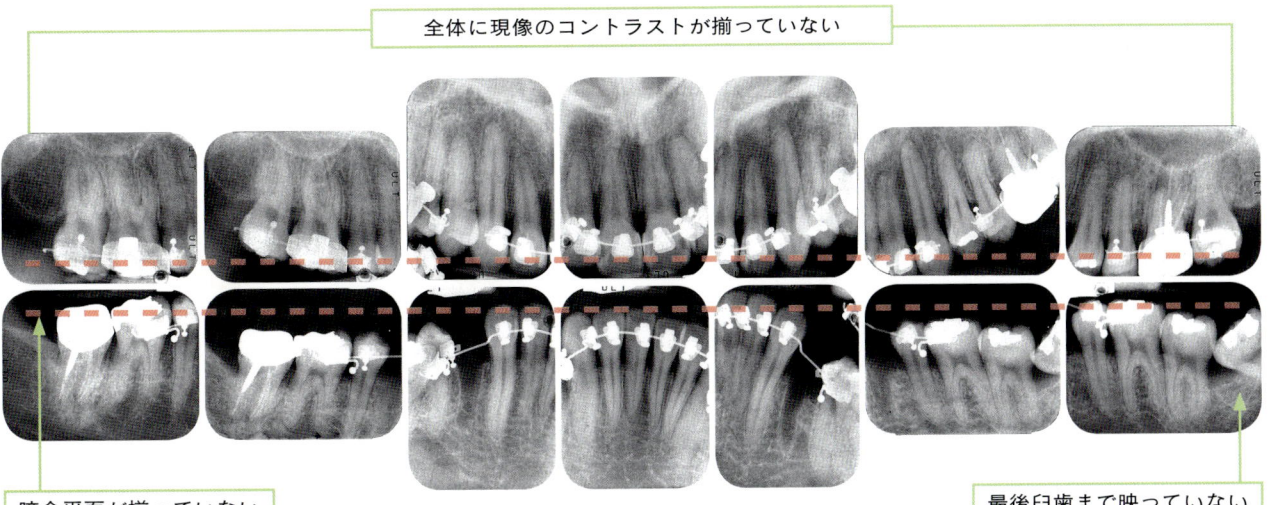

全体に現像のコントラストが揃っていない

咬合平面が揃っていない

最後臼歯まで映っていない

悪いエックス線写真とは②

コーンの位置不良……コーンの位置が写したい歯の位置からずれている

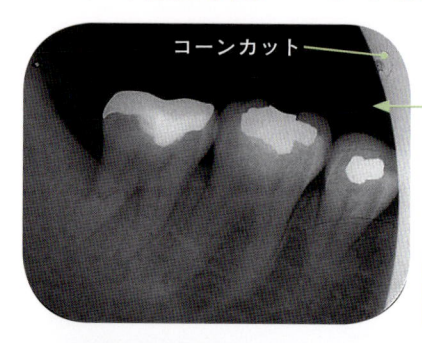

コーンカット

咬合平面が水平でない

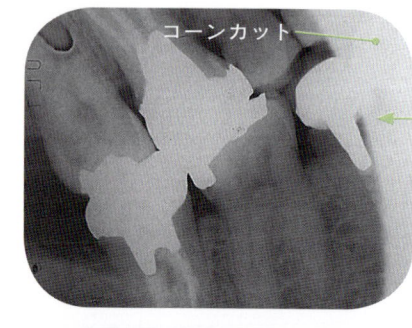

コーンカット

咬合平面が水平でない

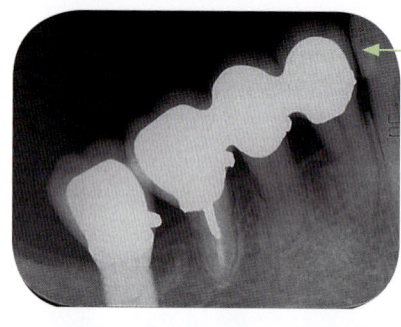

咬合平面が水平でないため、歯槽骨の状態が見づらい。また写真内に根尖までが入っていない

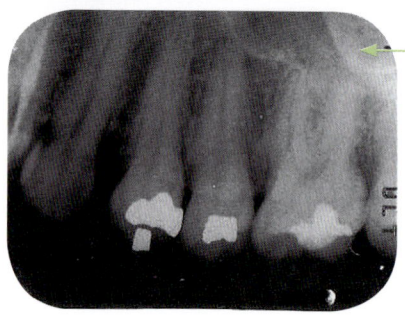

フィルムと歯に角度がつきすぎているため、咬合面がたくさん写ってしまい歯槽骨の状態がわかりにくい

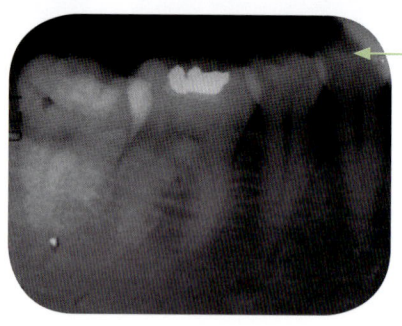

コーンの角度が不適切なため、頬側・舌側がずれて写っている

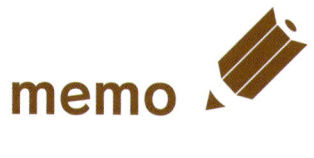

memo　気づいた点や自分のくせなどをメモしよう

STEP3 **エックス線写真撮影**

準備するもの

❶インジケーター　　❷フィルム　　❸クリップ

撮影準備品 ❶ インジケーター

できるだけインジケーターを使おう

- インジケーターを用いることで目的とする部位を撮影しやすくなります。
- インジケーターを使用して撮影した方が規格を保ちやすく、経過を見るのに適しています。ただし、口の小さな患者さんや開口度が低い患者さんには、工夫が必要です。

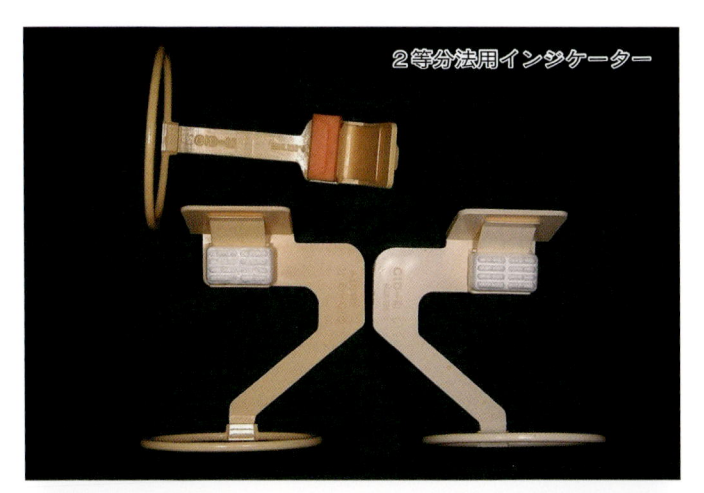

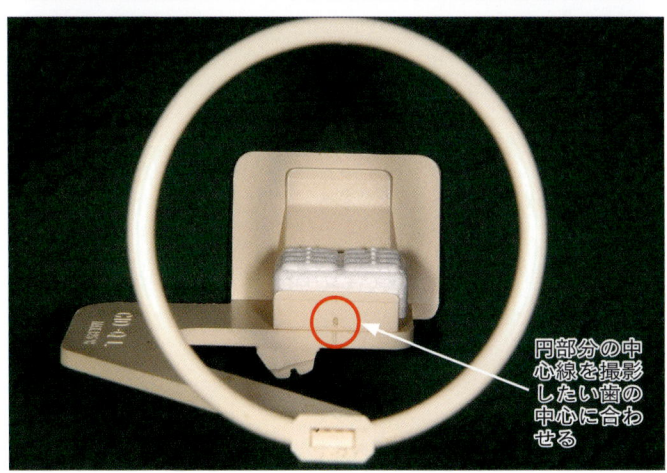

2等分法用インジケーター

円部分の中心線を撮影したい歯の中心に合わせる

29

撮影準備品 ❷ フィルム

フィルムの凹凸を確認しよう
● フィルムの表面には凸部があります。

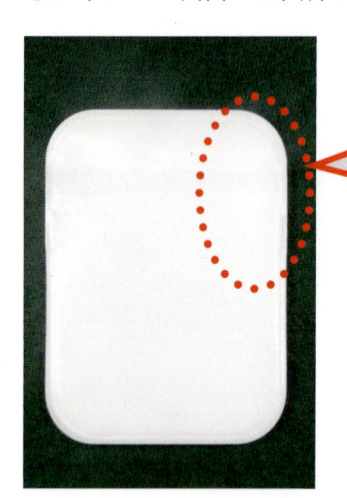

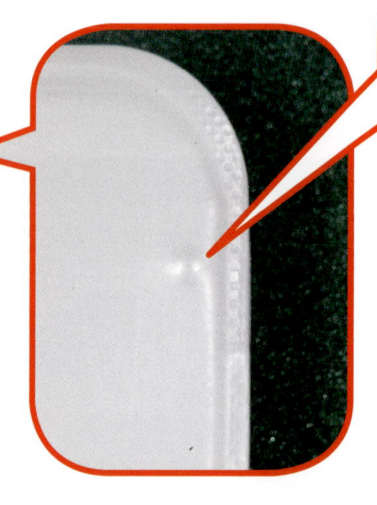

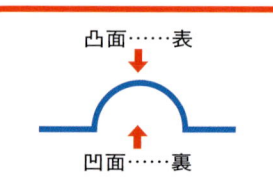

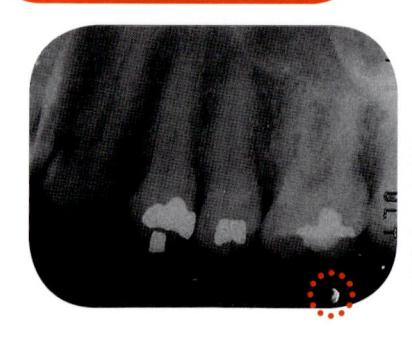

凸面……表
凹面……裏

凸部分が歯冠側に来るように撮影すると、フィルムの表／裏（右側／左側）の区別がつきやすい

撮影準備品 ❸ クリップ（手現像の場合）

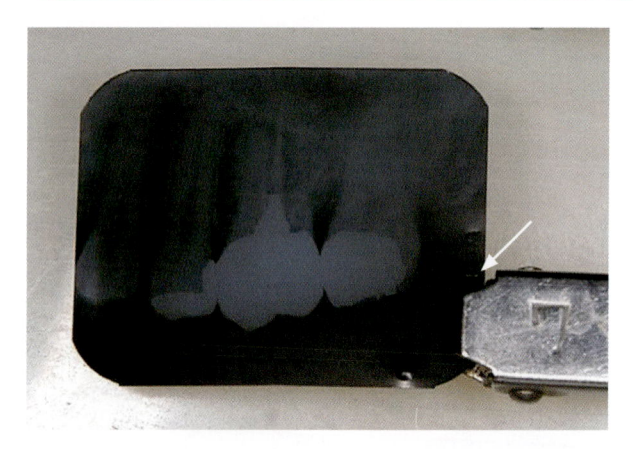

現像のときは凸部付近の黒い部分をクリップで挟むと、傷がついてしまったとしても読影に影響しない

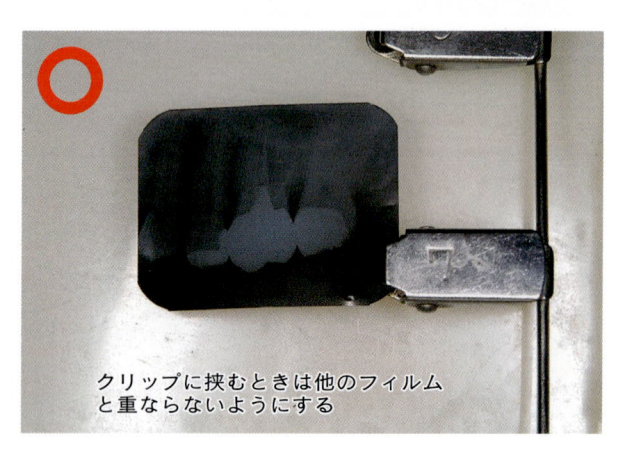

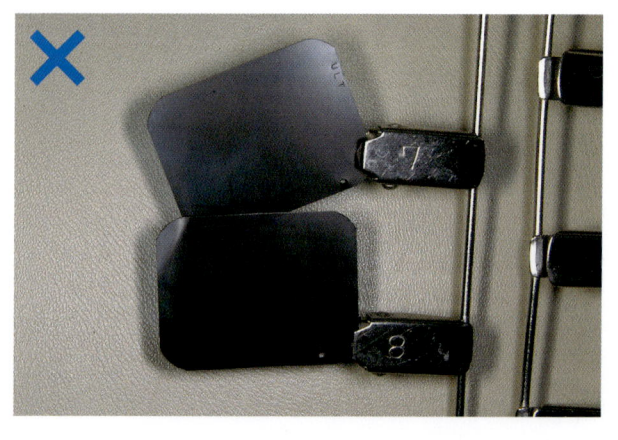

○ クリップに挟むときは他のフィルムと重ならないようにする

×

STEP3 **エックス線写真撮影**

基本のフィルムセッティング ❶ 下顎

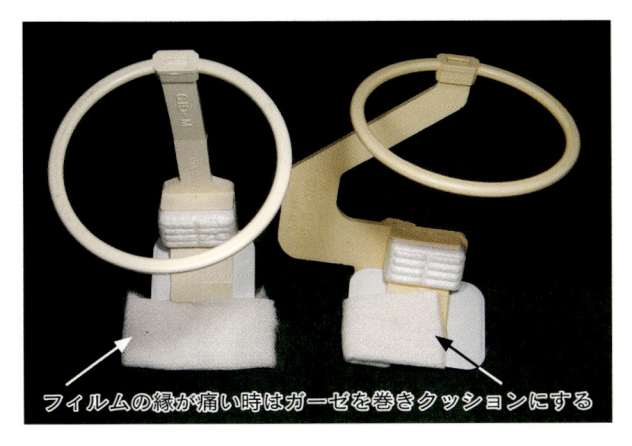

フィルムの縁が痛い時はガーゼを巻きクッションにする

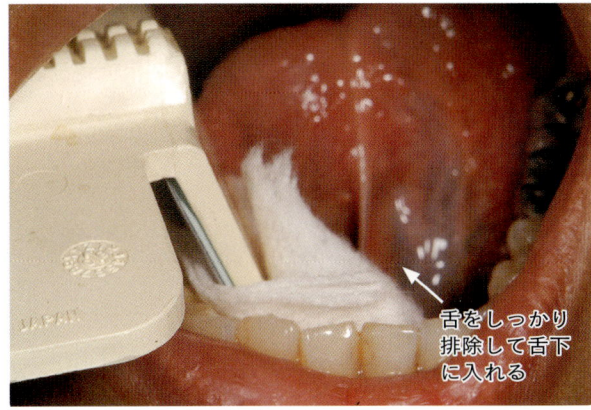

舌をしっかり排除して舌下に入れる

基本のフィルムセッティング ❷ 上顎

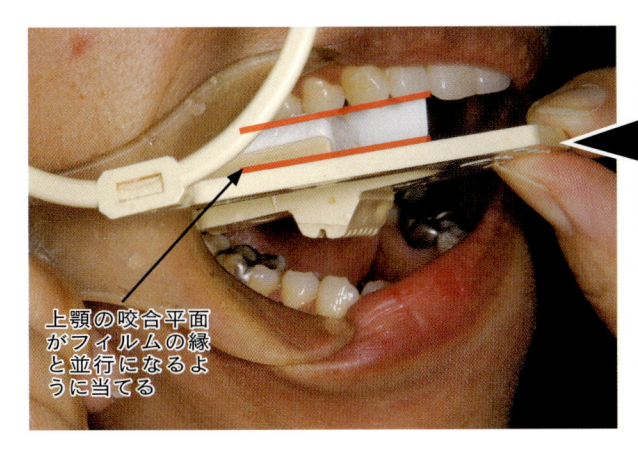

上顎の咬合平面がフィルムの縁と並行になるように当てる

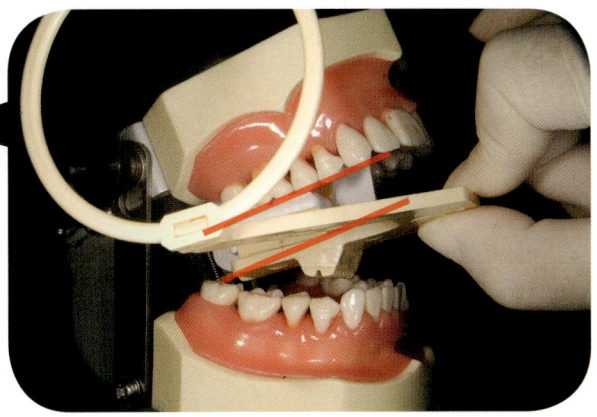

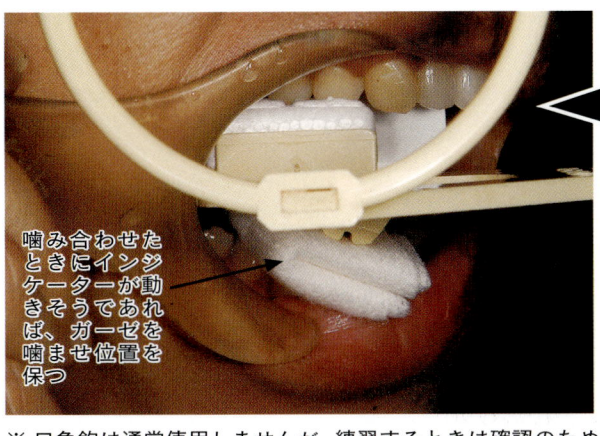

噛み合わせたときにインジケーターが動きそうであれば、ガーゼを噛ませ位置を保つ

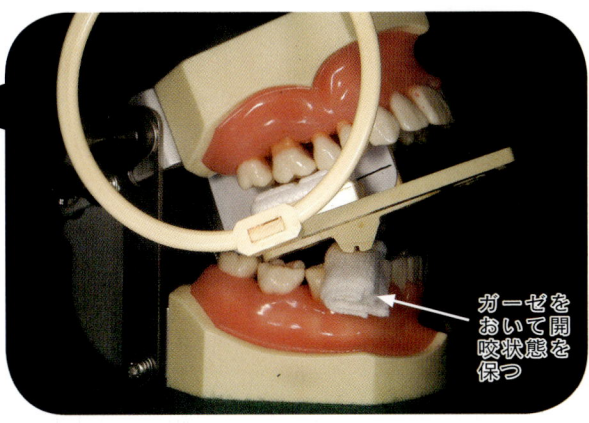

ガーゼをおいて開咬状態を保つ

※ 口角鉤は通常使用しませんが、練習するときは確認のために使うと理解しやすくなります。

31

コーンのセッティング時の注意 ❶ 水平的角度（上顎右側の場合）

※ フィルムのセッティングが正しいという条件下における注意事項

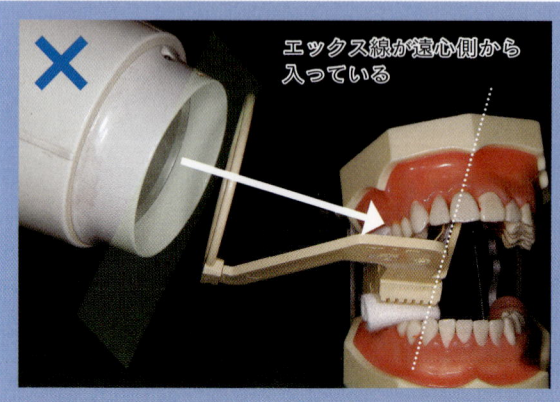

エックス線が遠心側から入っている

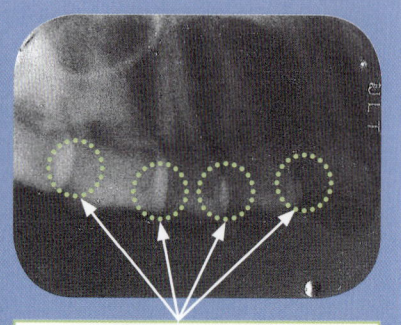

像が隣接歯と重なっている

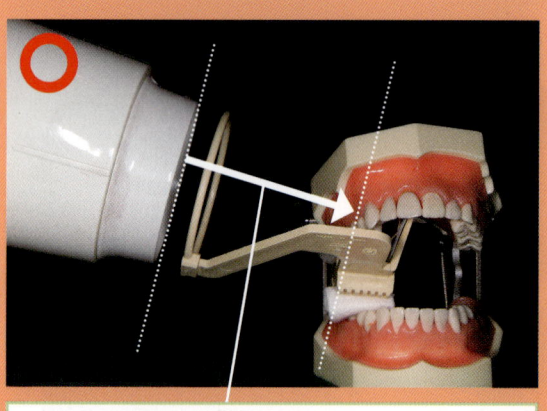

撮りたい歯面に対し、エックス線を真正面に向ける。隣の歯と重なって写らないようにする

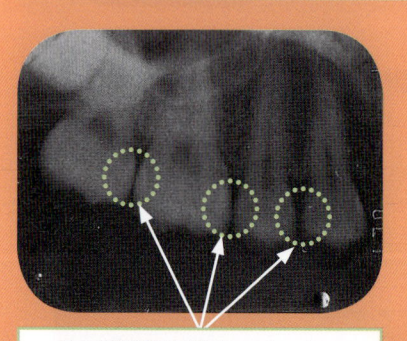

像が隣接歯と重なっていない

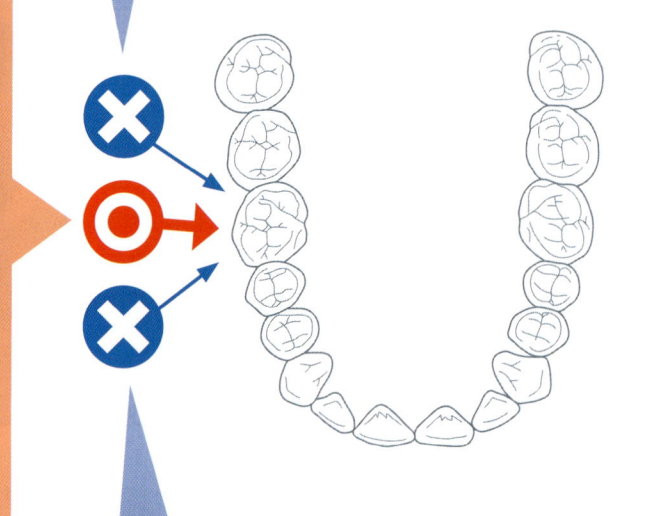

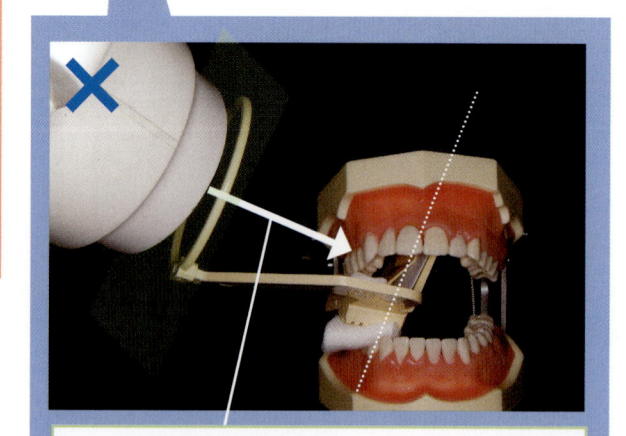

エックス線が近心側から入っている。こうなると隣在歯が重なり合うエックス線像になる

STEP3 **エックス線写真撮影**

コーンのセッティング時の注意 ❷ 垂直的角度（上顎右側の場合）

※ フィルムのセッティングが正しいという条件下における注意事項です。

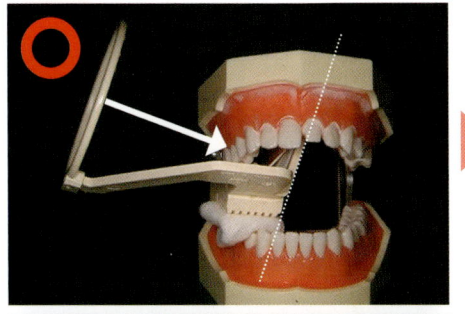

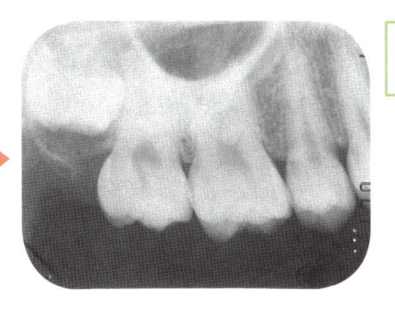

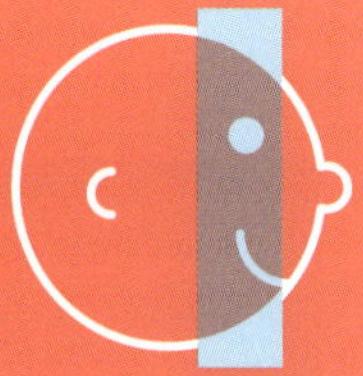

○ 歯が等長に写っている

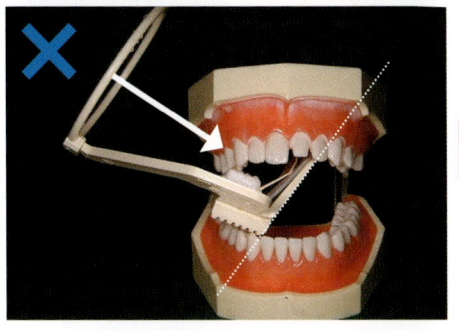

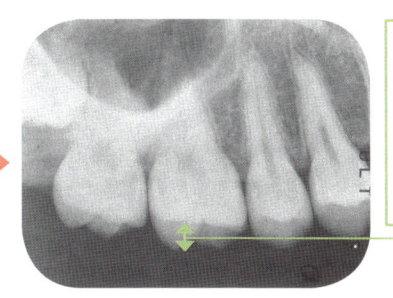

✕ フィルムと歯軸に角度がつきすぎるため咬合面がたくさん写り歯槽骨の状態がわかりづらい

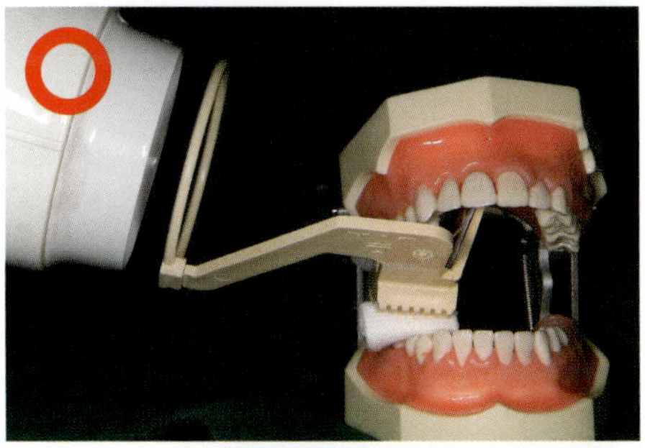

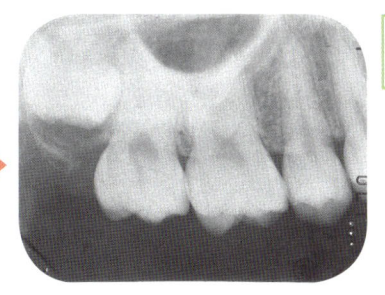

○ 歯が等長に写っている

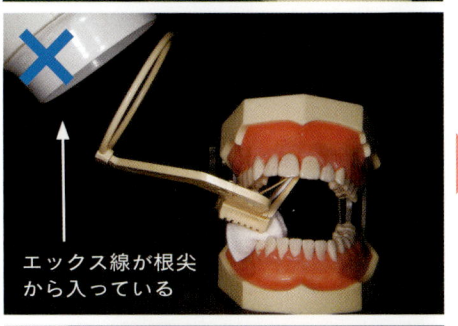

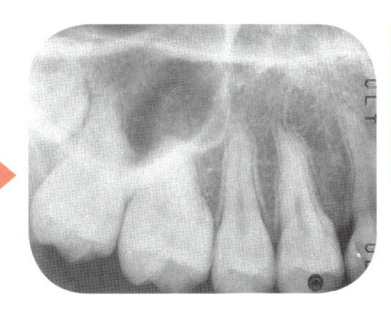

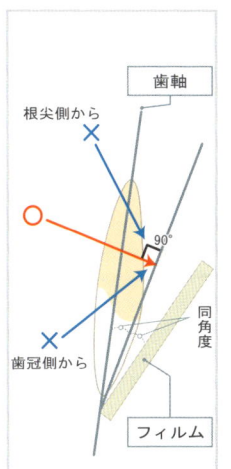

歯軸とフィルム面がなす角を二等分する線上に垂直になるようにする

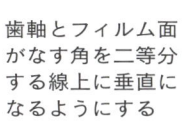

✕ エックス線が根尖から入っている
→ エックス線が根尖側から入っているので、歯が短く写っている

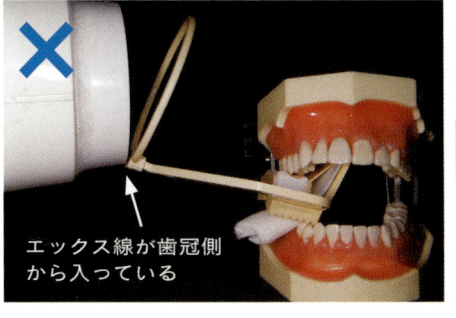

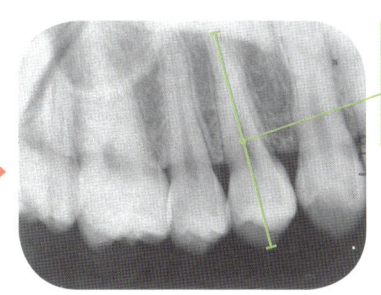

✕ エックス線が歯冠側から入っている
→ エックス線が歯冠側から入って歯が長く写っている

33

インジケーターの使用が困難なときのセッティング

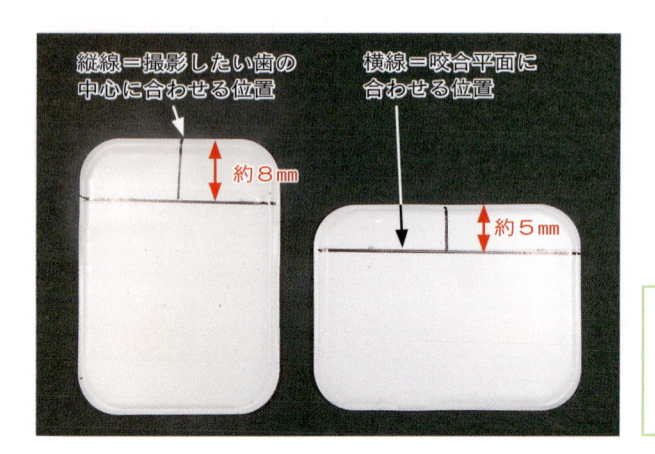

- 根管治療時の患者さん
- 嘔吐反射がある患者さん
- 口の小さい患者さん

縦線＝撮影したい歯の中心に合わせる位置　約8mm
横線＝咬合平面に合わせる位置　約5mm

■練習方法
歯の長さや見たい部分によって違ってくるが、縁から5〜8mmほどの部分を目安にマークし、その付近に先端が来るように位置づける

前歯部

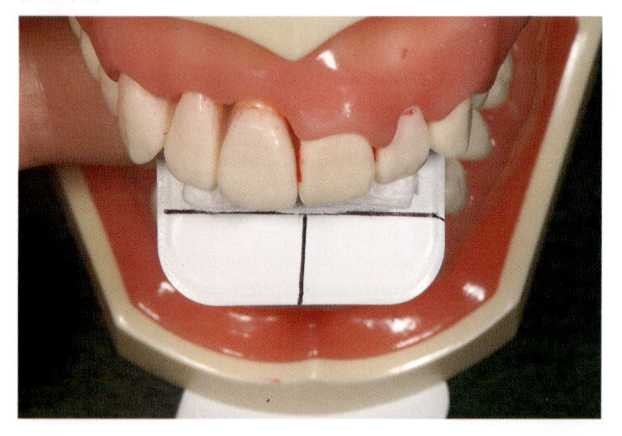

臼歯部

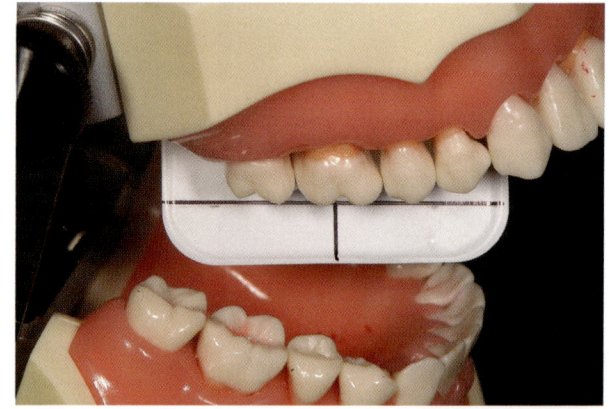

フィルムが曲がってしまうときは

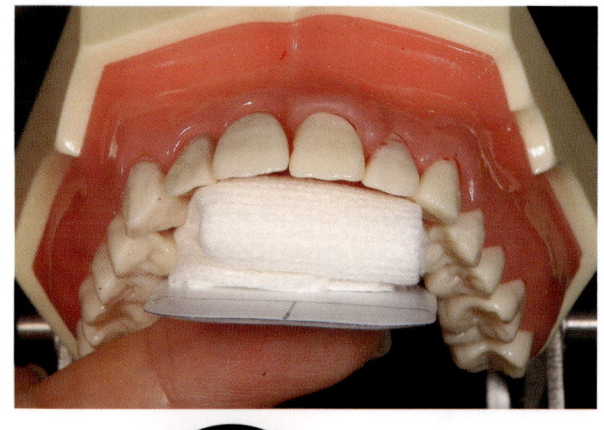

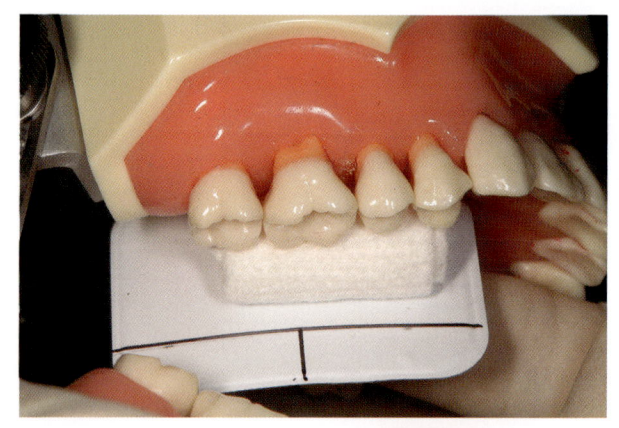

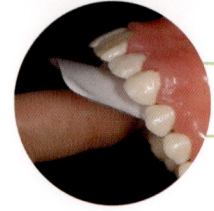

フィルムが曲がってしまうようなときは、その隙間をガーゼで補う。隙間に合わせてガーゼの大きさは変わる

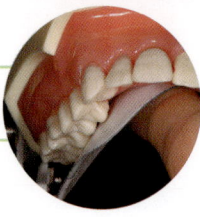

STEP3 **エックス線写真撮影**

開口度が低い患者さんへのフィルムの挿入の仕方

ペアン鉗子を使って挿入するときの順序

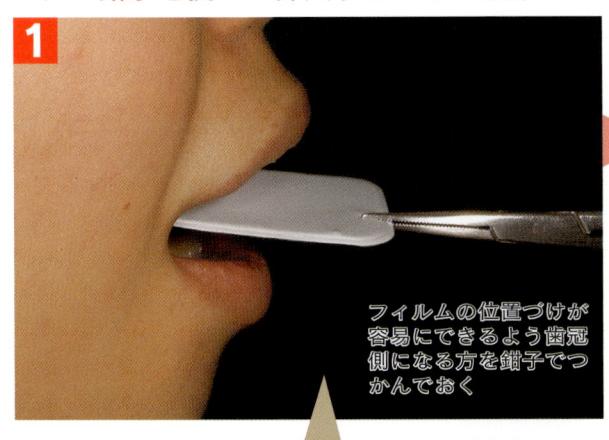

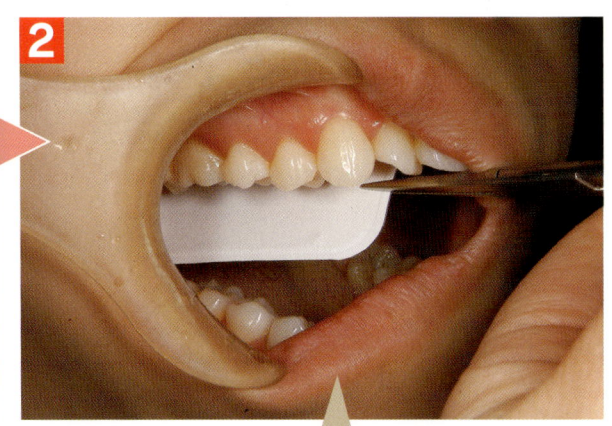

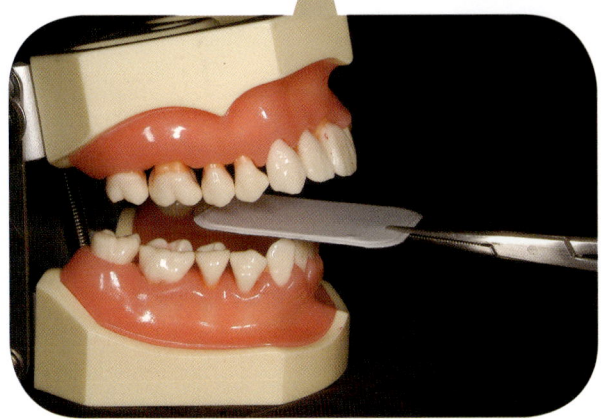

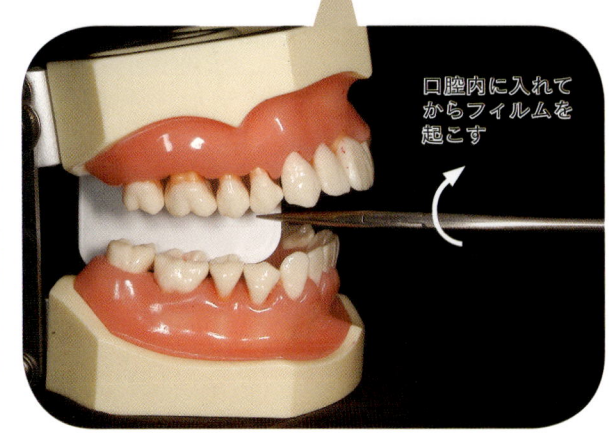

1

フィルムの位置づけが容易にできるよう歯冠側になる方を鉗子でつかんでおく

2

口腔内に入れてからフィルムを起こす

確認してみよう！ ★先輩や先生にもチェックしてもらおう！		check list ✓	
	セッティング時、患者さんの痛みを配慮している		コーンの水平・直接的角度が適切である
	インジケーターを用いている		現像した写真に規格性があり、読影可能な写真である
	フィルムのセッティングが適切である		

パノラマエックス線写真

※ パノラマ写真は同人物同症例です。

歯列と断層域が合致した場合

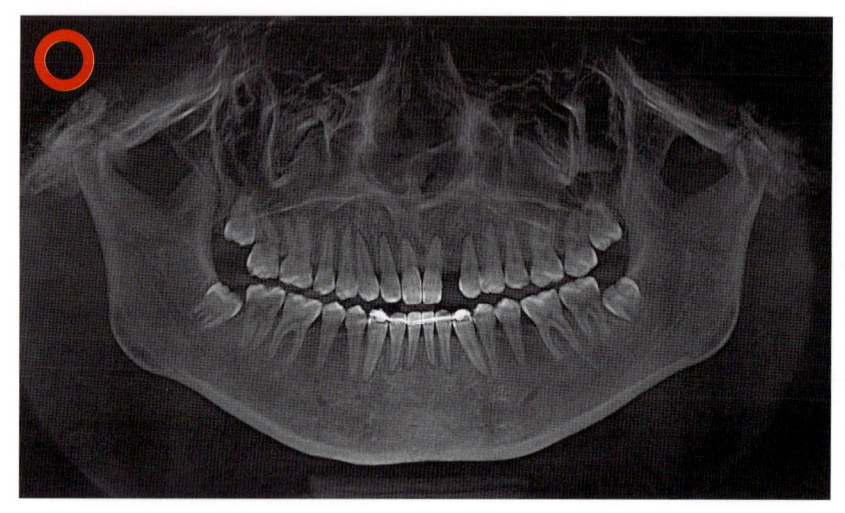

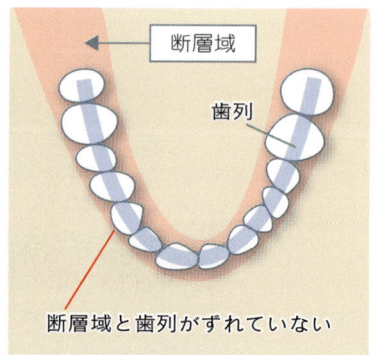

断層域と歯列がずれていない

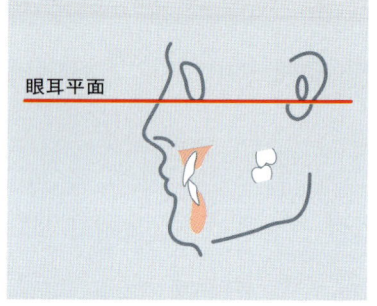

眼耳平面（眼窩下縁と耳孔上部を結ぶ平面）はメーカーによって異なるため、メーカーの基準に準ずること

歯列が断層域から後ろにずれた場合

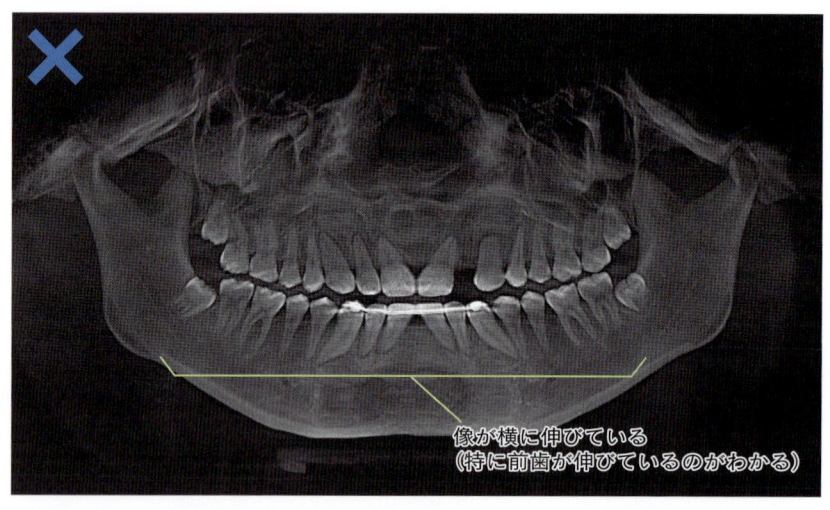

像が横に伸びている
（特に前歯が伸びているのがわかる）

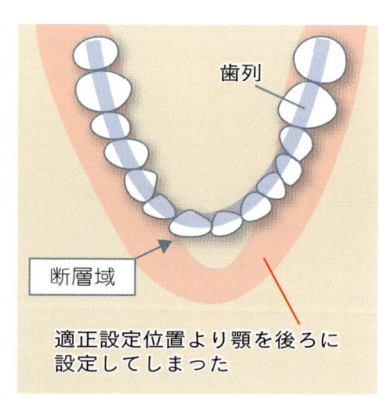

適正設定位置より顎を後ろに設定してしまった

STEP3 **エックス線写真撮影**

歯列が断層域より前にずれた場合

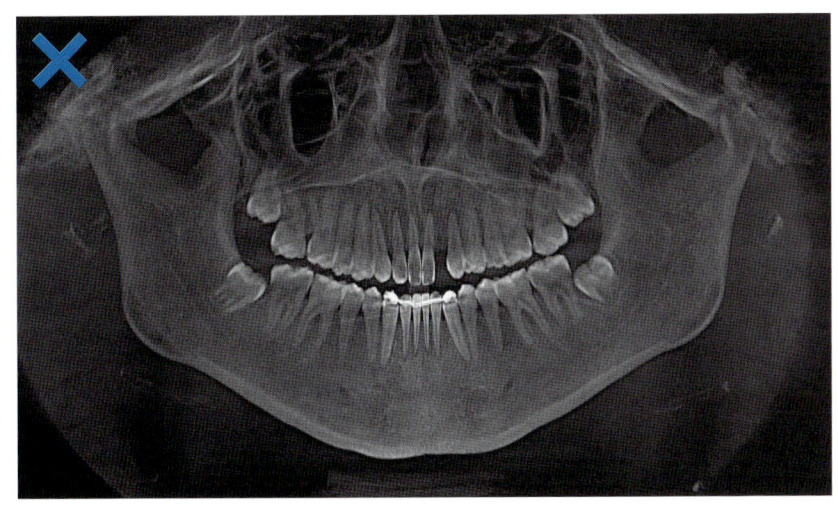

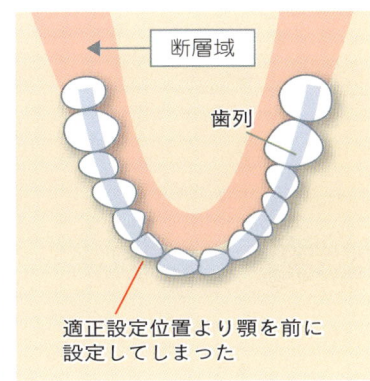

断層域
歯列
適正設定位置より顎を前に設定してしまった

注：近年デジタルエックス線装置の普及が目覚ましいため、本来ならばデジタルエックス線を学ぶことも必要ですが、いまだエックス線装置の機種により操作方法に違いが多くあり、ここで一連の作業としてまとめることができません。そのため、今回はあくまでも従来型エックス線装置と現像法においてに言及しています。

Step Upのための Recommend book

■ 別冊歯科衛生士
チーム医療に活かす見る・読む エックス線写真
監修：安生朝子
発行：クインテッセンス出版

■ 症状からみた
歯科エックス線写真読影のポイント
編　：有地榮一郎、大関　悟、下郷和雄、湯浅賢治
発行：クインテッセンス出版

■ 30症例で学ぶ
エックス線診断を100％臨床で活用するには
―う蝕、根尖病変、歯周病の読み方と治療方針―
監著：上田秀朗、甲斐康晴
著　：北九州歯学研究会若若手会
発行：クインテッセンス出版

■ 歯科衛生士臨床のためのQuint Study Club
しっかり測定できる！ 歯周組織検査パーフェクトブック
著　：石原美樹、小牧令二
発行：クインテッセンス出版

STEP4

ライティングテクニック

ライトの光を有効利用し、疲れない的確な作業をしよう

小林 明子

ライティングで大切なこと

1. 常に光の集合点が術野に来るようにセッティングする
2. バックポジションではライトが頭にかぶらないようにする
3. 光を患者さんの目に差し込まないよう配慮する

STEP4 **ライティングテクニック**

光は術野へ

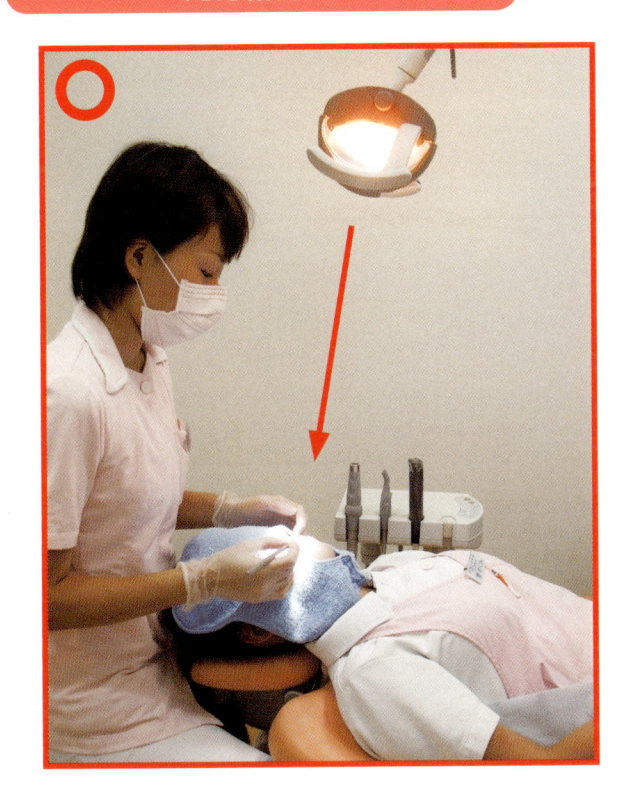

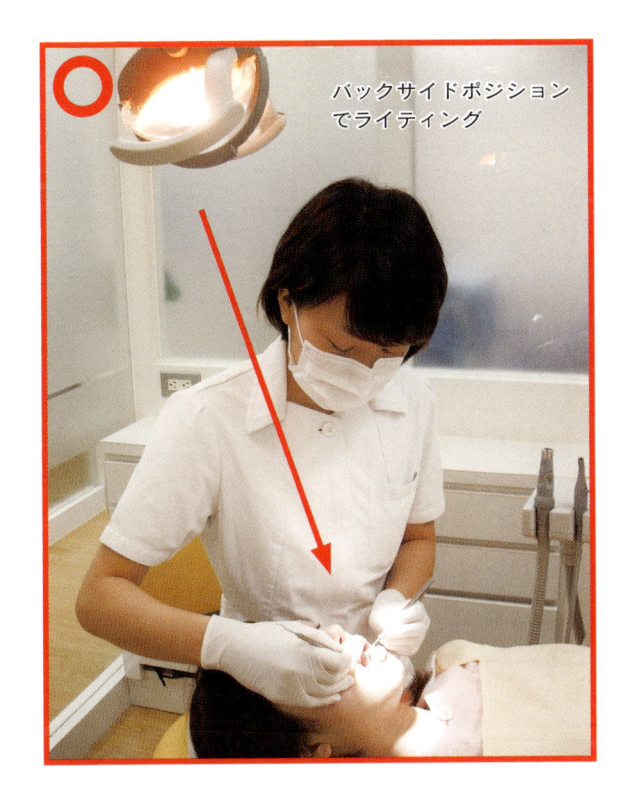

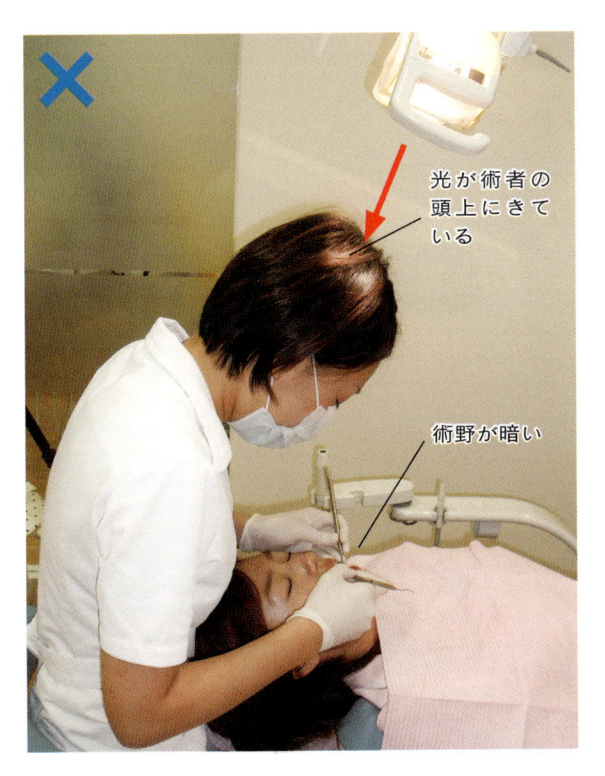

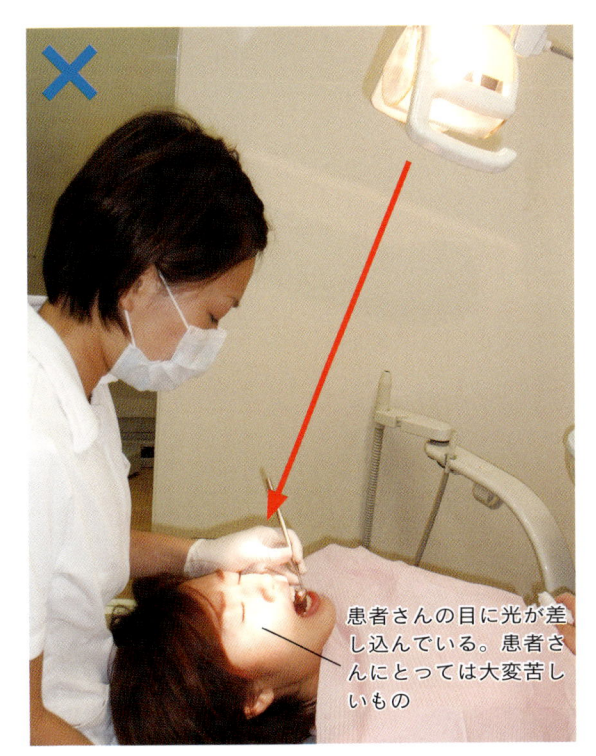

○

○ バックサイドポジションでライティング

× 光が術者の頭上にきている
術野が暗い

× 患者さんの目に光が差し込んでいる。患者さんにとっては大変苦しいもの

39

Step Up のための Recommend book

■ 歯科衛生士臨床のための Quint Study Club
ここからはじめるベーシックアシスタントワーク
ホスピタリティあふれる歯科医院づくりのために
著　：夏見まみ
発行：クインテッセンス出版

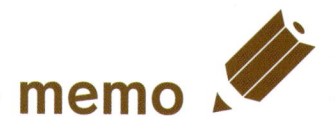

memo　　　　　　　　　　　　　　　　　　　気づいた点や自分のくせなどをメモしよう

STEP5

フィンガーテクニック

さまざまな場面での指操作を覚えよう

小林 明子

フィンガーテクニックで大切なこと

1. 口唇、舌、頬、すべての粘膜は大変敏感で傷付きやすいもの、という基本的概念を忘れないこと
2. 即ミラーなどの器具を口腔へ入れない。まずは、両人差し指で口角から口唇を排除する
3. 無理な力は入れず、筋肉の緊張に合わせて排除、圧迫する
4. インスツルメンテーション時の頬、口唇排除のための指の使い方を習得する
5. インスツルメンテーションのレストとしての指の使い方を習得する
6. ミラーのレストとしての指の使い方を習得する

フィンガーテクニックの注意点

すでに口腔内外周囲に傷や口内炎、口角炎などの炎症、ヘルペスなどのウイルス性疾患が発症している場合もあるため、事前の聞き取りや観察が大変重要。口唇の乾燥、柔軟さ、口の大きさも観察しておく。
爪は短くし、サイズのあったグローブを使用する。

グローブの装着

爪は短く切り、マニキュアをしない

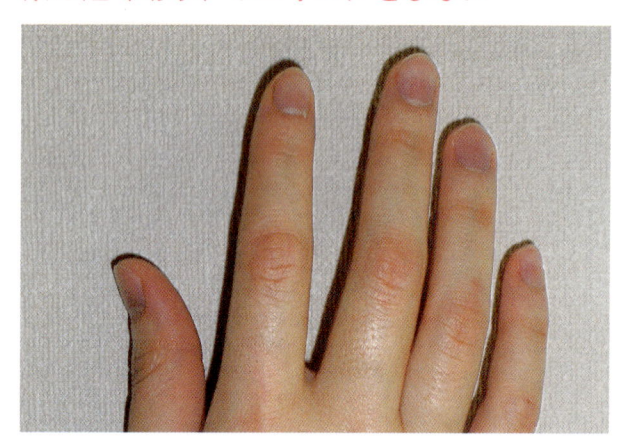

サイズのあったグローブを装着する

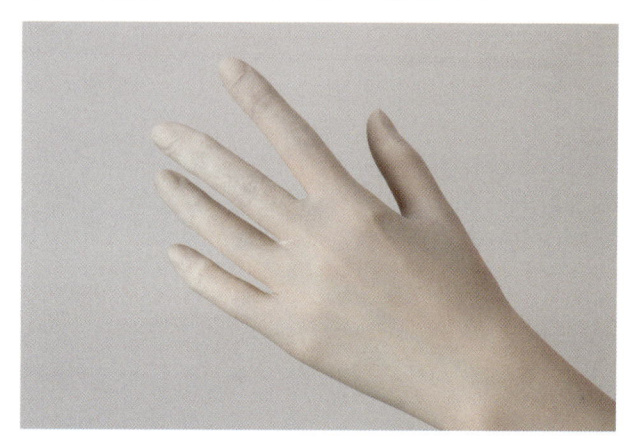

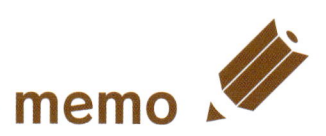

memo　　気づいた点や自分のくせなどをメモしよう

STEP5 **フィンガーテクニック**

診査は口唇周囲から開始

乾燥状態、裂傷、口角炎、ヘルペスの確認

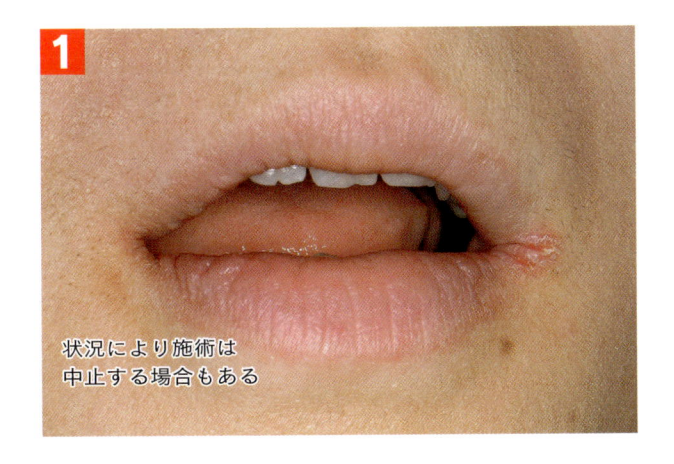

1 状況により施術は中止する場合もある

乾燥している場合は、ワセリンや保湿クリームを塗布する

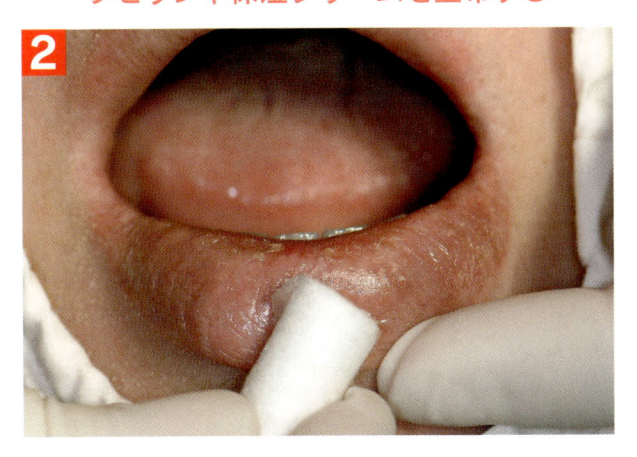

2

軽く口を開いてもらった状態で人差し指をそっと挿入

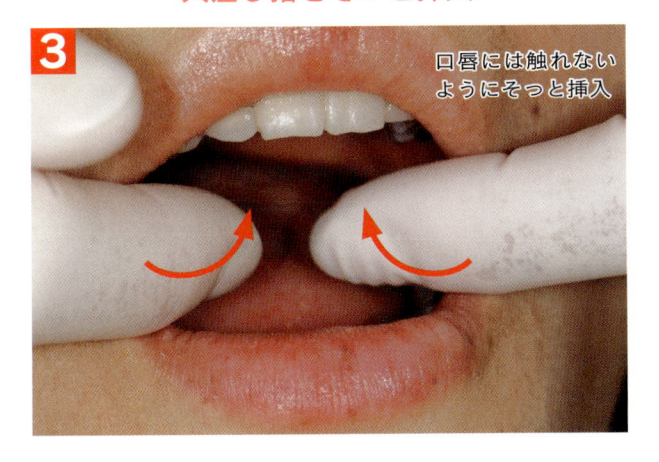

3 口唇には触れないようにそっと挿入

軽い力でゆっくり左右に口唇を引っ張る　口唇、頬の弾力も確認する

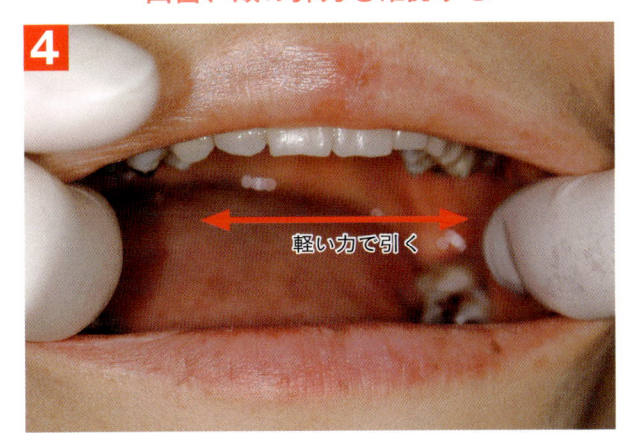

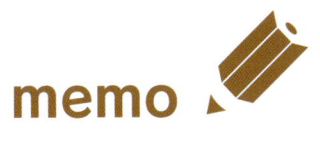

4 軽い力で引く

memo　気づいた点や自分のくせなどをメモしよう

口唇粘膜を診査

小帯や歯肉頬移行部が確認できるところまで口唇を引き上げる

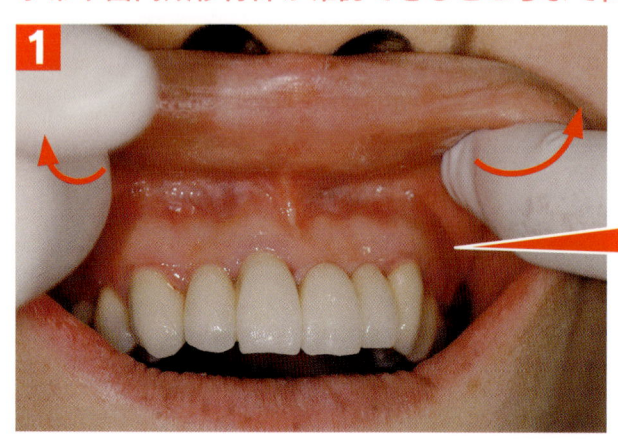

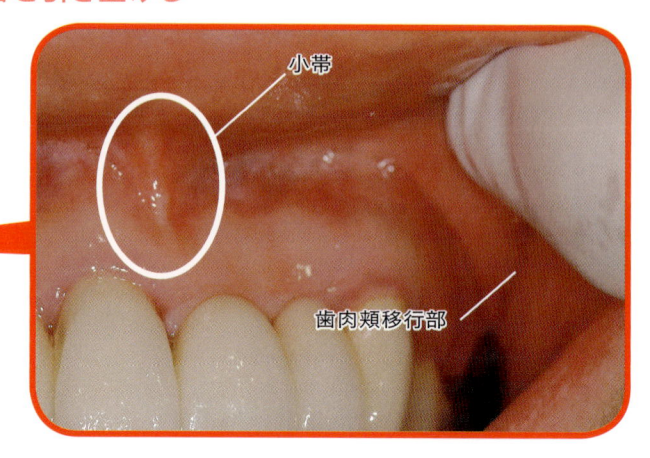

1

小帯

歯肉頬移行部

口唇を引き下げるだけでなく粘膜を確実に確認する

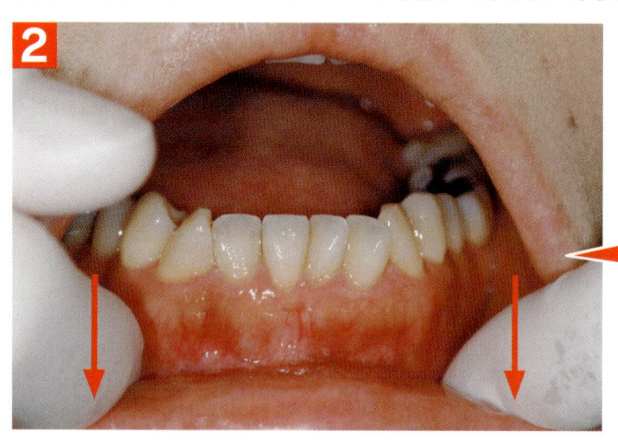

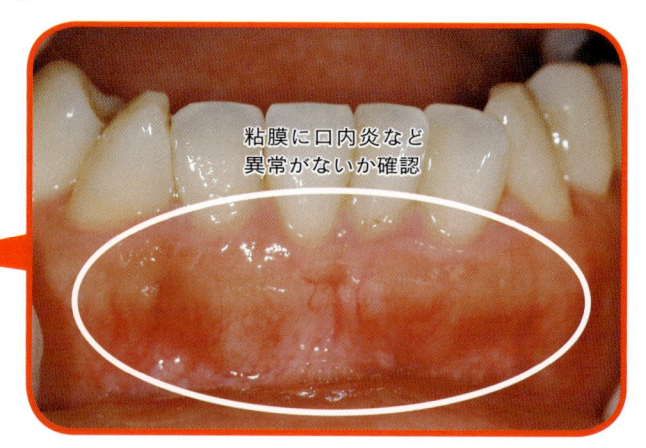

2

粘膜に口内炎など異常がないか確認

口唇を手前に引き、十分に観察する

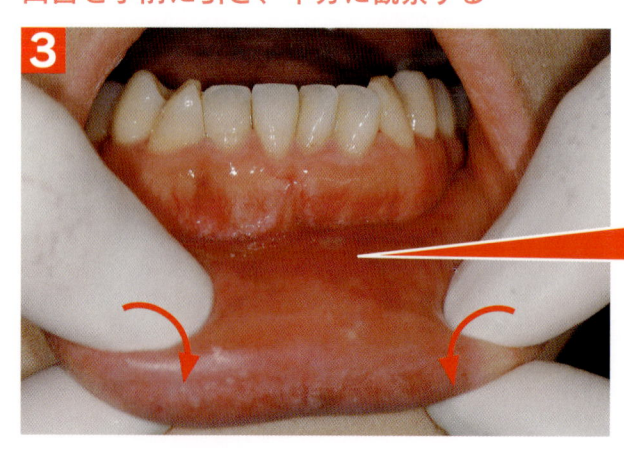

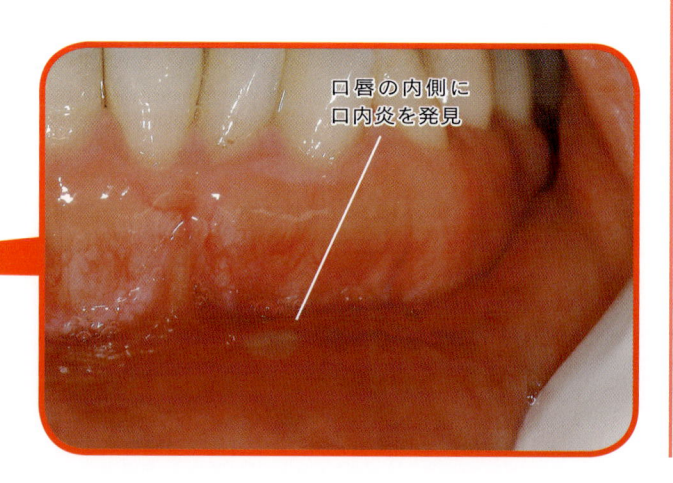

3

口唇の内側に口内炎を発見

STEP5 **フィンガーテクニック**

口唇・頬の排除時のフィンガーテクニック

確実に視野を確保するために、左手人差し指・中指で上下口唇を排除する

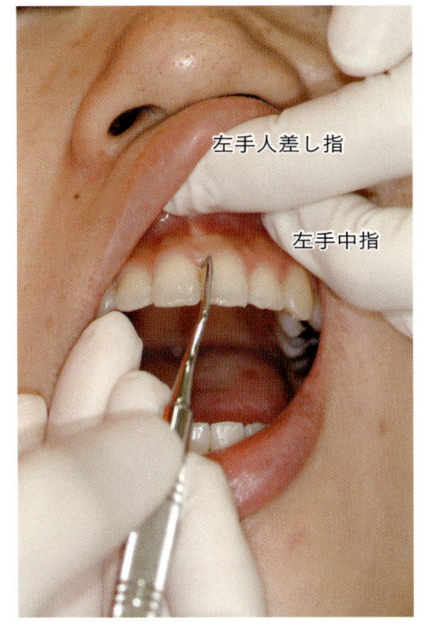

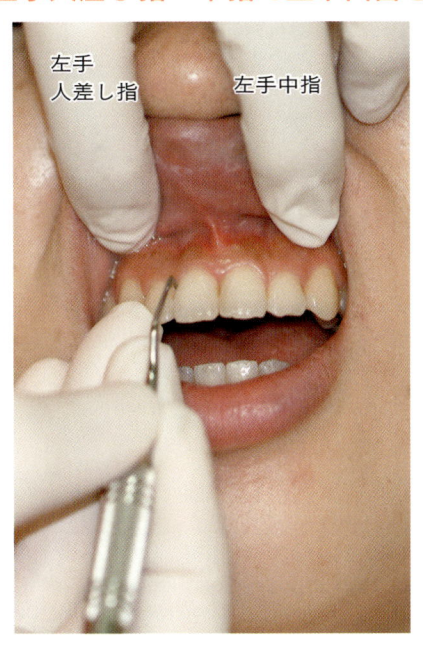

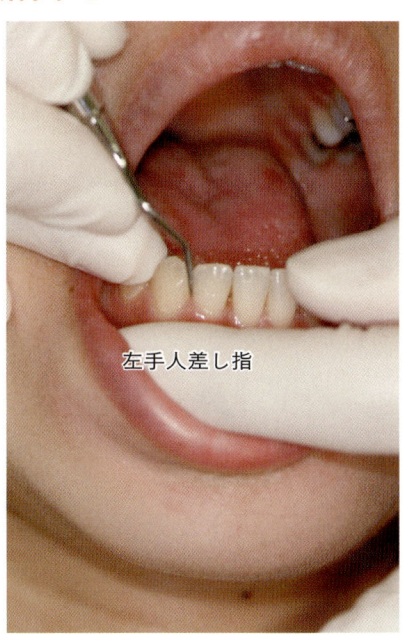

写真は、いずれもバックポジショニングの位置から操作。

確認してみよう！ ★先輩や先生にもチェックしてもらおう！

check list ✓

	爪の手入れ、サイズのあったグローブを選択している		口唇や頬粘膜を診査している
	口腔に触れる前に診査をしている		小帯の位置や口腔前庭に無理がないように指を挿入できる
	痛みを与えないよう配慮している		インスツルメンテーションにあった指操作ができる

Step Up のための Recommend book

■ **歯科衛生士のためのステップアップ！ 歯周治療**
初診からメインテナンスまで
著　：大住祐子
発行：クインテッセンス出版

45

STEP 6

ミラーテクニック

ミラーは第二の目です

小林 明子

ミラーテクニックで大切なこと

1. いきなりミラーを頬粘膜に挿入しない
2. ミラーの先端を歯にあてないよう、中央からそっと挿入する
3. ミラー操作の目的を理解する
   ➡ ①頬、口唇粘膜、舌の排除
   ➡ ②投影
   ➡ ③光反射
4. ミラーは、フリーハンドではなく固定させて使用する

※ ミラーの種類については119ページ参照

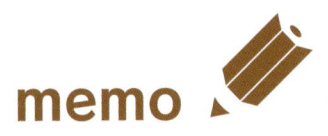

STEP6 **ミラーテクニック**

ミラー挿入時

周りのフチに当てないよう、つぼの中に挿入するように中央からミラーを入れる

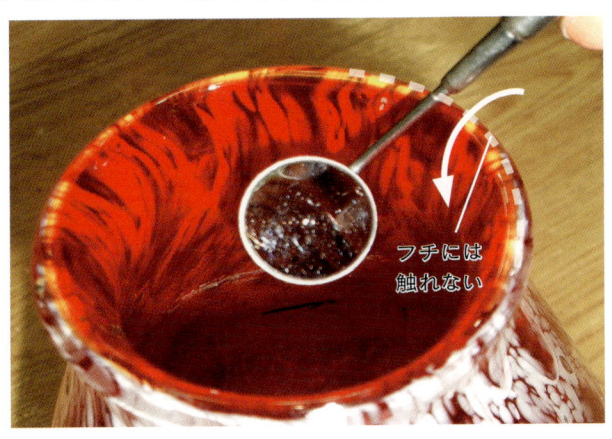

フチには触れない

フチにあたることは、患者さんの歯にあたることと同じ。患者さんに不快感を与えないように中央から注意深く挿入する。

フリーハンドは不安定になりやすいため、歯や粘膜に固定するとよい

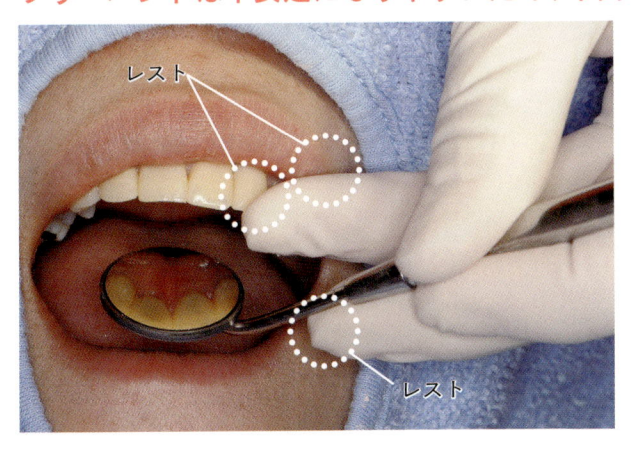

レスト

レスト

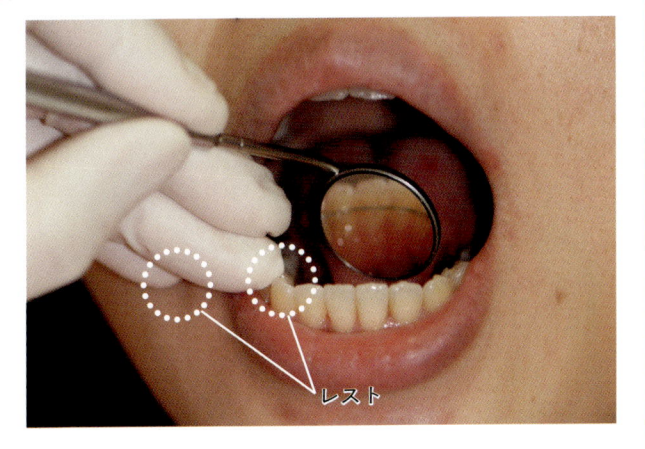

レスト

memo

気づいた点や自分のくせなどをメモしよう

47

基本のミラーテクニック

頬排除
ミラーを後方から挿入し滑るように頬を広げる

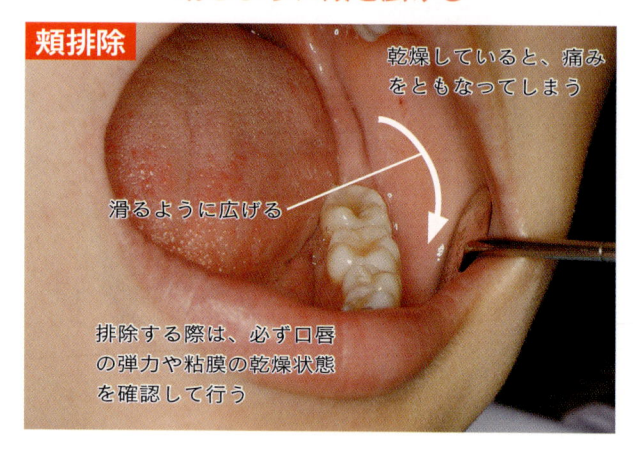

- 乾燥していると、痛みをともなってしまう
- 滑るように広げる
- 排除する際は、必ず口唇の弾力や粘膜の乾燥状態を確認して行う

舌排除
力が入らないよう、やさしく圧迫する

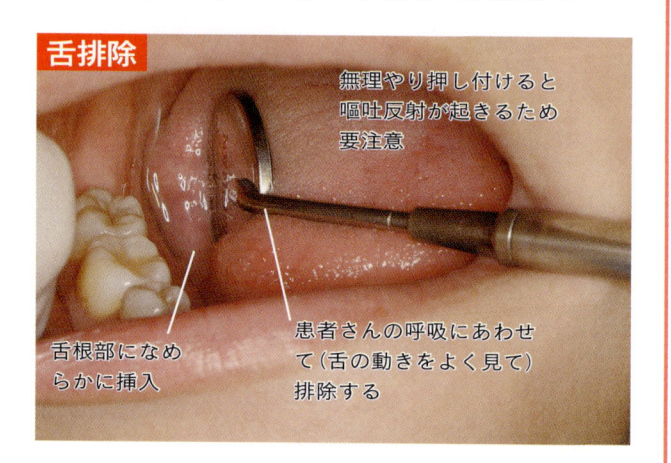

- 無理やり押し付けると嘔吐反射が起きるため要注意
- 舌根部になめらかに挿入
- 患者さんの呼吸にあわせて（舌の動きをよく見て）排除する

目的
何を見るのかをはっきりさせて見る

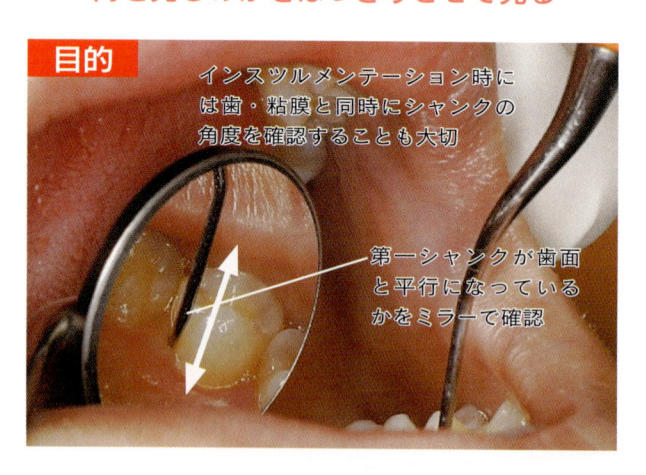

- インスツルメンテーション時には歯・粘膜と同時にシャンクの角度を確認することも大切
- 第一シャンクが歯面と平行になっているかをミラーで確認

投影
直視できない部位を映し出す

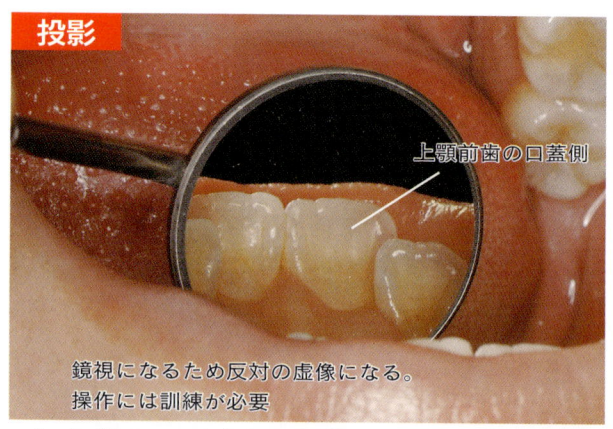

- 上顎前歯の口蓋側
- 鏡視になるため反対の虚像になる。操作には訓練が必要

バックポジションからミラーを通して見た上顎前歯口蓋側

反射
ライトの光を十分に集め、目的の部位に反射させ明るくする

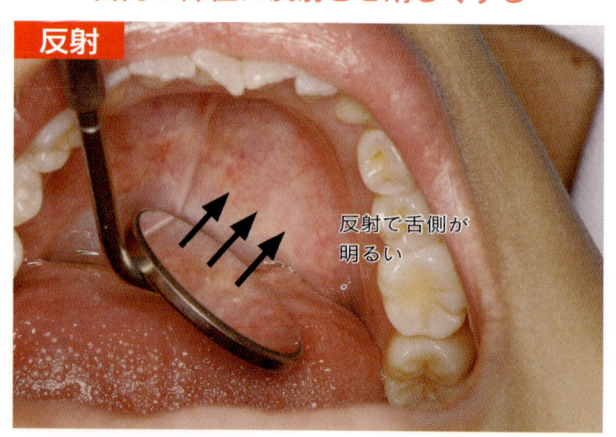

- 反射で舌側が明るい

バックポジションから見た下顎舌側

応用編
最後臼歯頬側は、やや閉口状態で行う

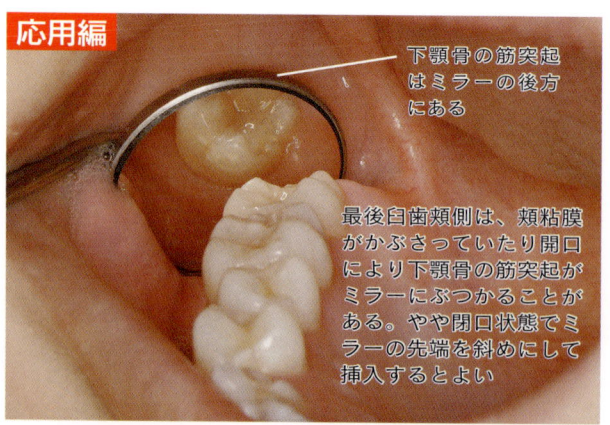

- 下顎骨の筋突起はミラーの後方にある
- 最後臼歯頬側は、頬粘膜がかぶさっていたり開口により下顎骨の筋突起がミラーにぶつかることがある。やや閉口状態でミラーの先端を斜めにして挿入するとよい

バックポジションから見た上顎左側臼歯部

STEP6 　ミラーテクニック

確認してみよう！　★先輩や先生にもチェックしてもらおう！　　check list ✓

	痛みを与えないよう配慮している		虚像を見ながら正しいミラー操作ができる
	ミラー操作の目的を理解している		最後臼歯へのミラー挿入ができる
	固定しながらミラー操作している		舌根部に無理なくミラーの挿入ができる

Step Up のための Recommend book

■ **歯科衛生士のためのステップアップ！ 歯周治療**
初診からメインテナンスまで
著　　：大住祐子
発行：クインテッセンス出版

■ **歯科衛生士のためのクリニカルインストルメンテーション**
著　　：佐々木妙子
発行：クインテッセンス出版

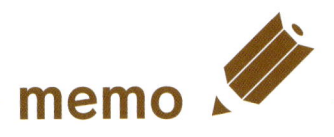

memo — 気づいた点や自分のくせなどをメモしよう

STEP7

エキスプローリング

探索力アップで情報量アップ！

大住 祐子

エキスプローリングで大切なこと

1. 先端の細いエキスプローラーを用いる
2. 執筆状変法で軽く把持する
3. レストをとる
4. 軽い側方圧で作業部の先端1〜2mmを根面に沿わせる
5. ゆっくり動かす
6. 垂直、斜め、水平のストロークを重ねて判断する

※ 器具の種類については120ページ参照

STEP7 **エキスプローリング**

何を探索するの？

プラークや歯石、う蝕など

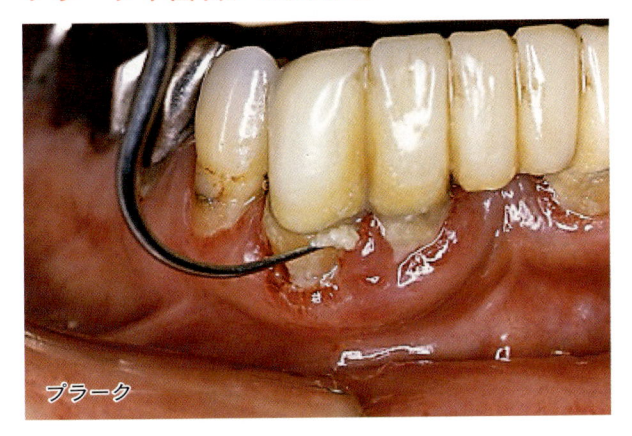

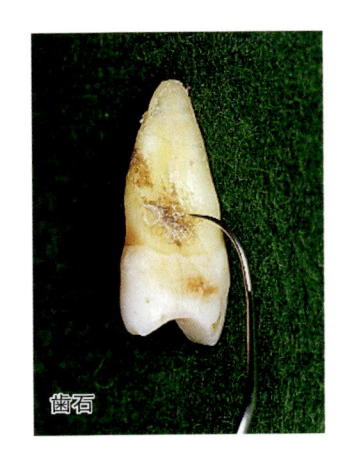

プラーク

歯石

補綴物辺縁の適合、余剰セメントの有無、根面の解剖学的な形態など

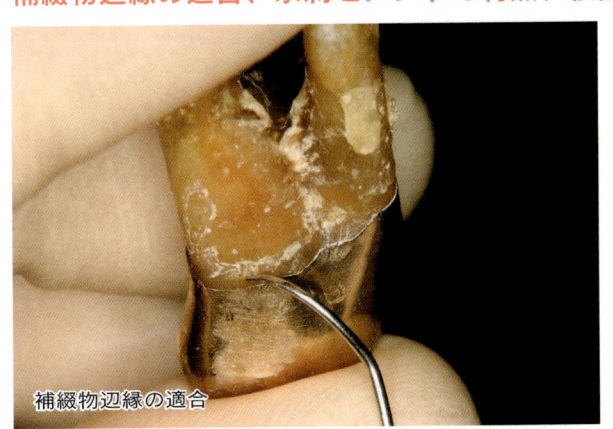

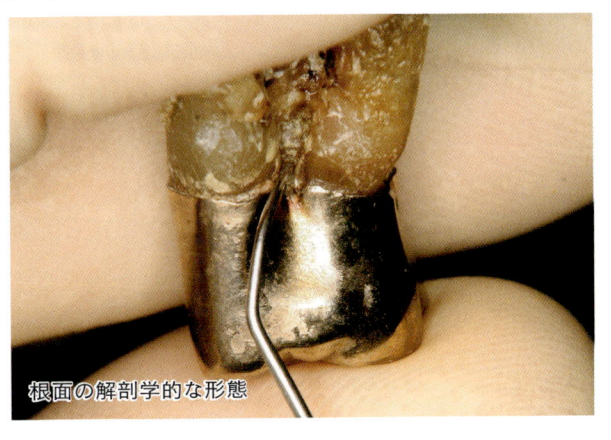

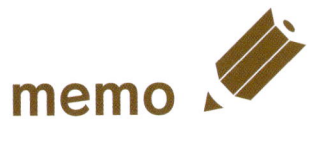

補綴物辺縁の適合

根面の解剖学的な形態

memo 　気づいた点や自分のくせなどをメモしよう

把持法……執筆状変法で軽く

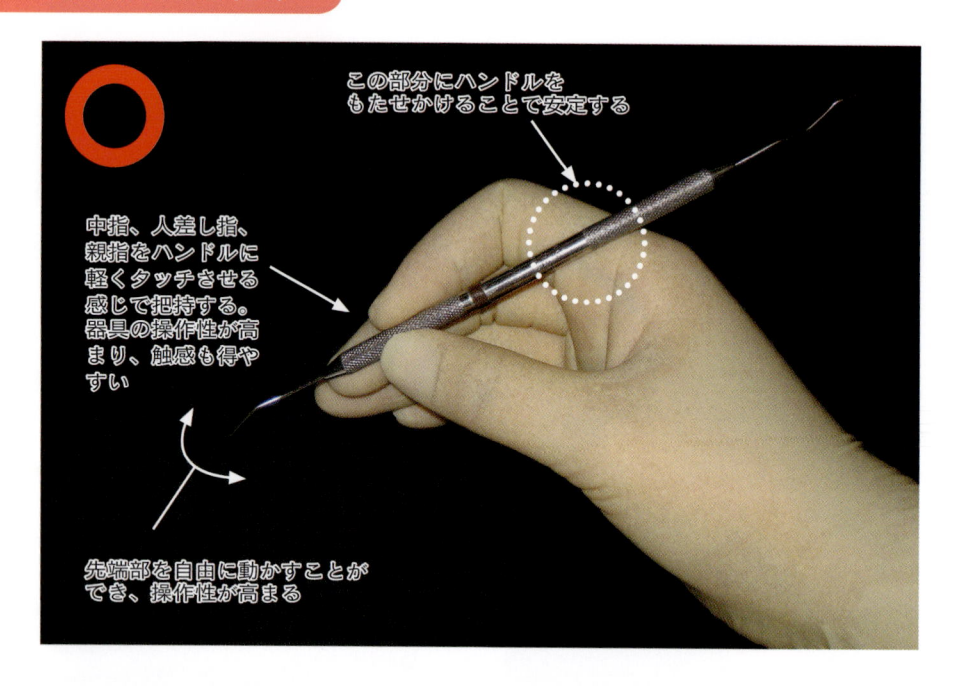

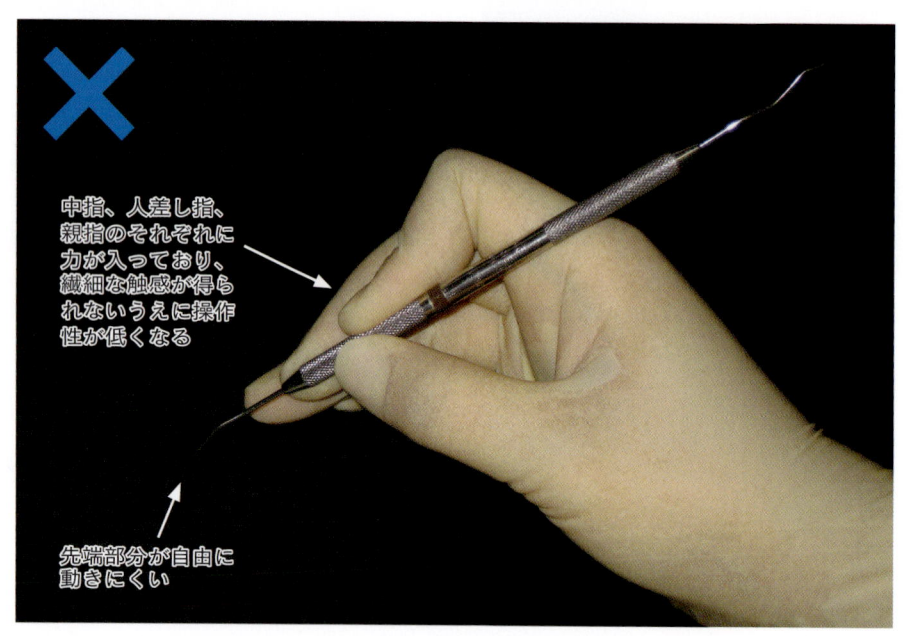

◯

この部分にハンドルを
もたせかけることで安定する

中指、人差し指、
親指をハンドルに
軽くタッチさせる
感じで把持する。
器具の操作性が高
まり、触感も得や
すい

先端部を自由に動かすことが
でき、操作性が高まる

✕

中指、人差し指、
親指のそれぞれに
力が入っており、
繊細な触感が得ら
れないうえに操作
性が低くなる

先端部分が自由に
動きにくい

（写真はEXD11/12を使用）

STEP7　**エキスプローリング**

レストをとる

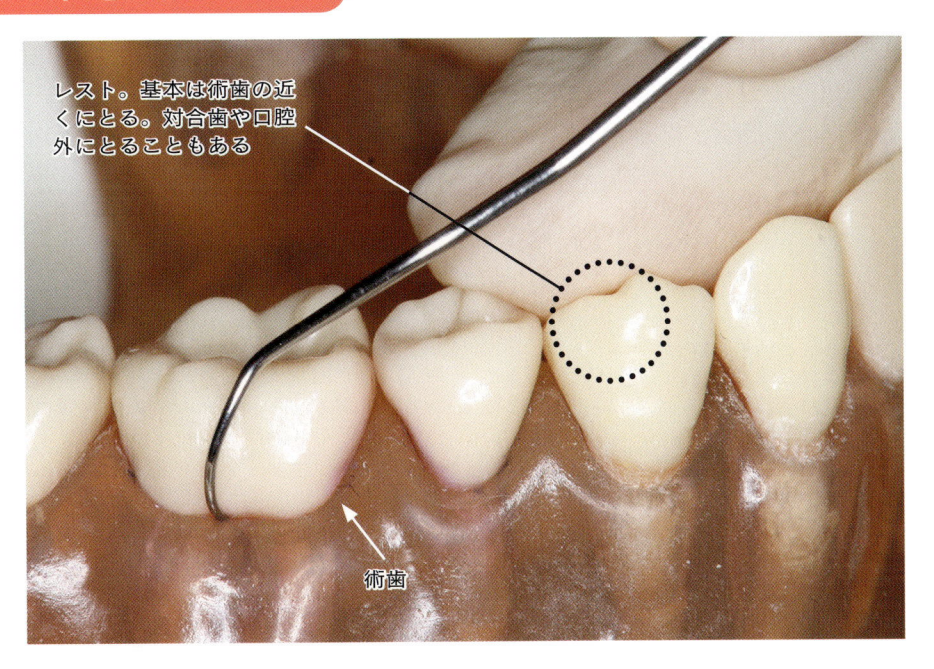

レスト。基本は術歯の近くにとる。対合歯や口腔外にとることもある

術歯

エキスプローラーの当て方

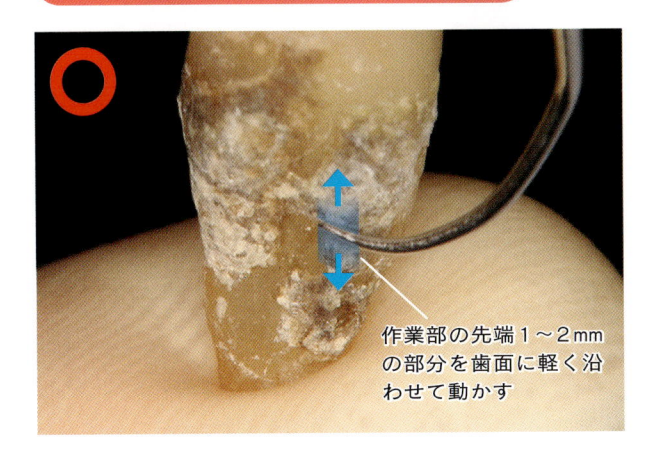

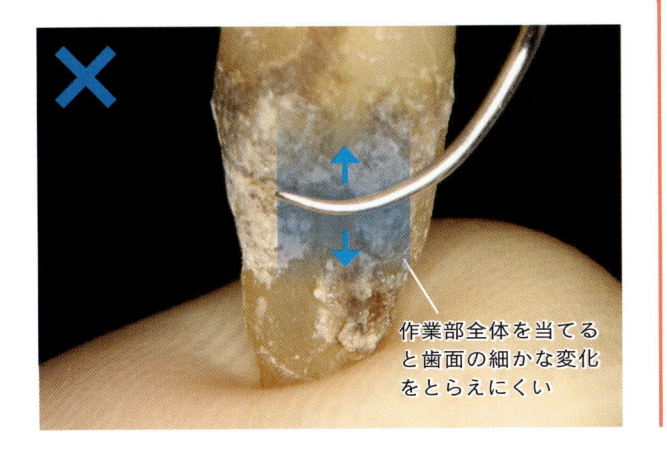

⭕ 作業部の先端1〜2mmの部分を歯面に軽く沿わせて動かす

❌ 作業部全体を当てると歯面の細かな変化をとらえにくい

確認してみよう！ ★先輩や先生にもチェックしてもらおう！		check list ✓
	先端が細いエキスプローラを用いている		適切な位置にレストをとっている
	執筆状変法で把持している		エキスプローラーを通して根面の状態を感じ取ることができる

53

トレーニングしよう！

- 作業部の先端1～2mmを適合させてゆっくり探る
- 楔状欠損部、補綴物辺縁の適合、根分岐部などプラークや歯石がたまりやすい要因を見つける

◆抜去歯や模型で
- 歯石の沈着状態をつかむ（大きな塊、島状、砂状など）
- 補綴物の辺縁部の適合状態などを探る
- 隅角部から隣接面、陥凹部などでは器具をローリングさせて、作業部の先端を歯面に適合させる

◆相互実習で
- 口唇や頬を丁寧に排除しながら適切なレストをとって器具操作する

◆抜去歯や模型で

抜去歯で歯石の触感を体得しよう

　目を閉じて（あるいは歯根部分をガーゼでくるんで）、根面を探る。次に目を開けて（あるいは歯根部分のガーゼを取って）確認する。
　これを反復して行い、歯石のざらつきや厚み、根面の不規則な形態、補綴物の適合などの触感が指先に伝わるということが理解できるまで繰り返し探索しよう。

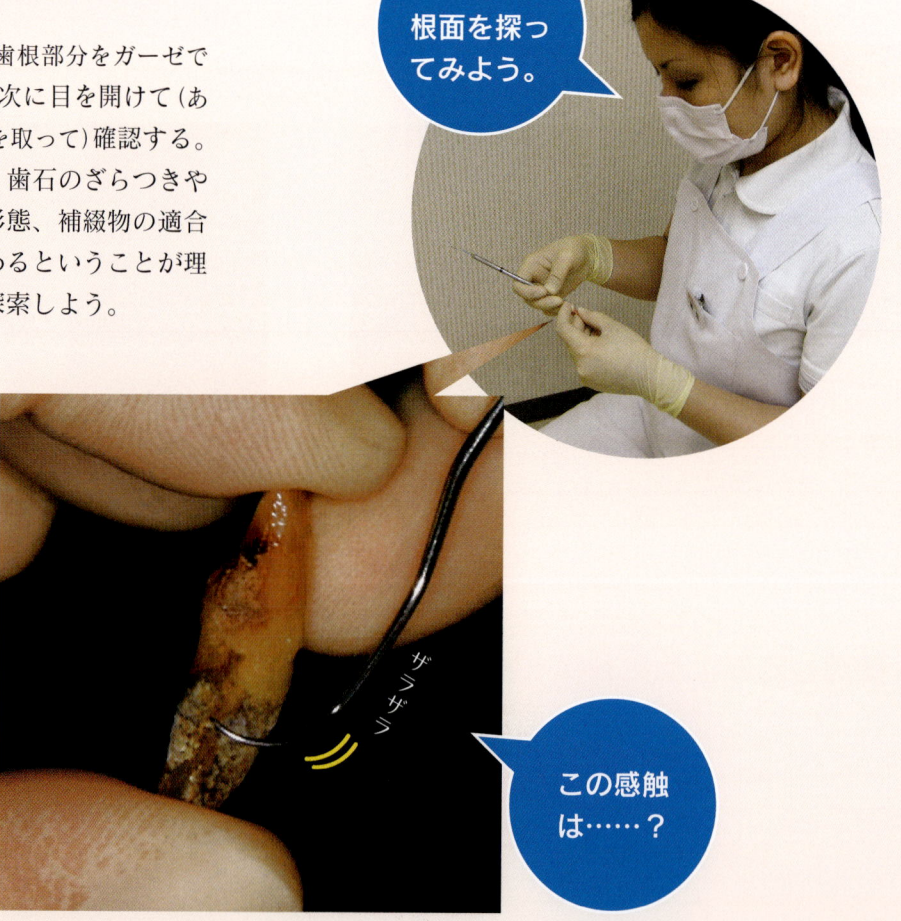

目を閉じて根面を探ってみよう。

ザラザラ

この感触は……？

STEP7 **エキスプローリング**

◆相互実習で

口唇排除やレストのとり方に気をつけて相互実習をしよう。

ポジショニング
（84ページ参照）

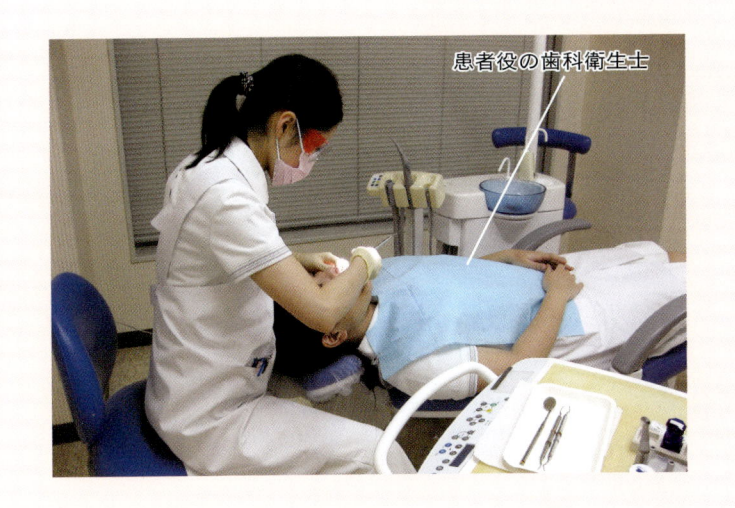

患者役の歯科衛生士

模型で歯面にエキスプローラーを適合させよう

（写真はEXD11/12の使用例）

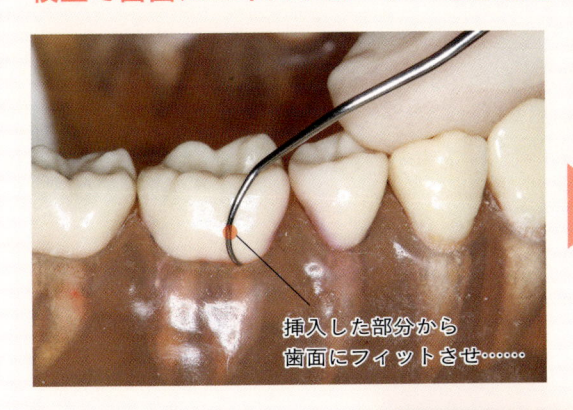

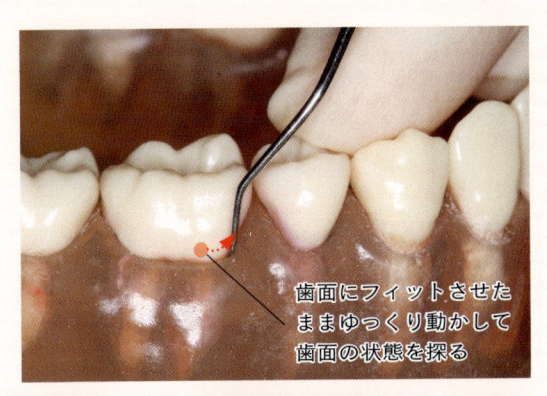

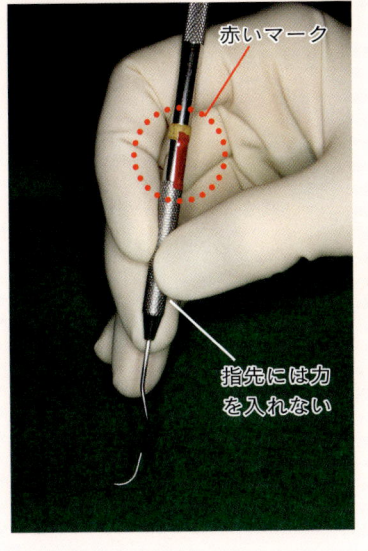

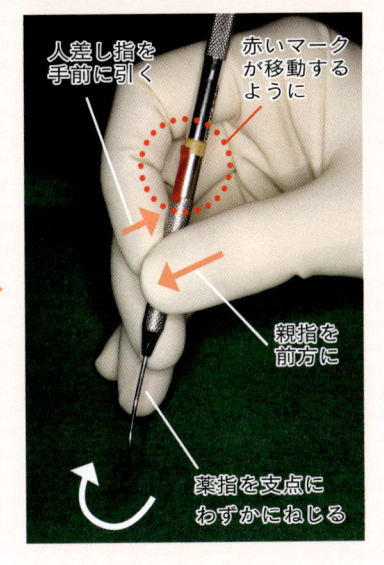

挿入した部分から歯面にフィットさせ……

歯面にフィットさせたままゆっくり動かして歯面の状態を探る

赤いマーク

指先には力を入れない

人差し指を手前に引く

赤いマークが移動するように

親指を前方に

薬指を支点にわずかにねじる

エキスプローラーをローリングさせることで、隅角部から隣接面に作業部を適合させやすくなる。

Step Upのための Recommend book

■ 歯科衛生士臨床のための Quint Study Club
**新人歯科衛生士のための
ペリオドンタルインスツルメンテーション**
ハンド＆超音波スケーラーの基本操作と
シャープニングテクニック
監修：沼部幸博
著　：伊藤　弘、藤橋　弘、安生朝子、長谷ますみ、田島菜穂子、風見健一
発行：クインテッセンス出版

■ **歯科衛生士のためのステップアップ！
歯周治療**
初診からメインテナンスまで
著　：大住祐子
発行：クインテッセンス出版

■ **歯科衛生士のための
クリニカルインストルメンテーション**
著　：佐々木妙子
発行：クインテッセンス出版

■ 歯科衛生士臨床のための Quint Study Club
**しっかり測定できる！
歯周組織検査パーフェクトブック**
著　：石原美樹、小牧令二
発行：クインテッセンス出版

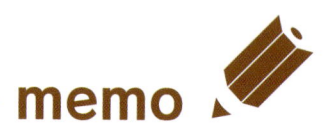

memo　　　　　　　　　　　　　　　気づいた点や自分のくせなどをメモしよう

1人で撮る 規格性のある口腔内写真の撮り方セミナー

患者さんの治療経過をみるうえで、口腔内写真はX線写真同様、臨床に不可欠な資料と言えます。診療の節目に口腔内写真を撮影することが定着するなかで、思ったほど撮れていないとの経験はありませんか？
そのように、撮った結果の評価が低いとお困りの方々を支援しようとするものです。撮影するための"勘どころ"や"ポイント"について解説します。実習がメインのセミナーです。

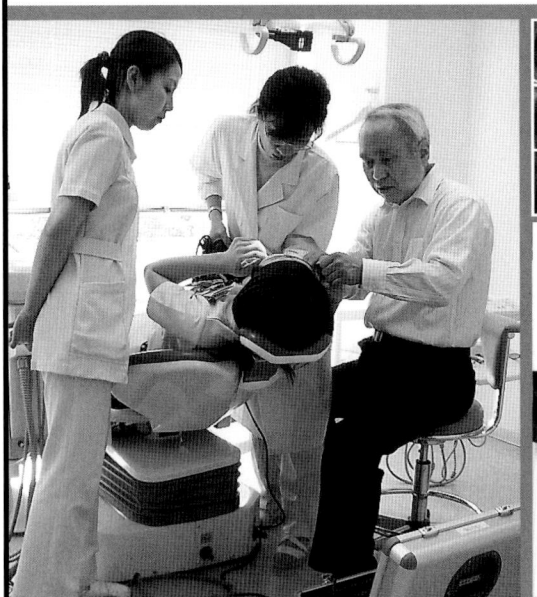

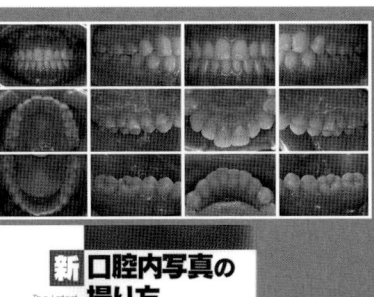

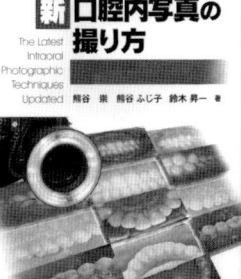

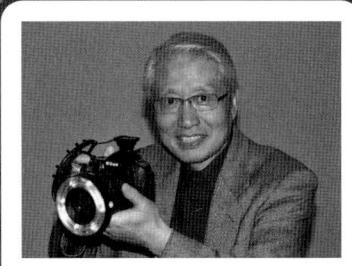

山形県酒田市開業
熊谷崇先生 推薦

歯科医療者側にとっても患者さんにとっても口腔内規格写真を正確に素早く撮影できることは大変重要です。しっかり鈴木さんから学んでください。

熊谷崇

出張で行う場合

セミナー会場	申し込み頂きました歯科診療所で行います。
セミナー実施日	実施希望日を指定して頂きます。使用機材などは持ち込みと致します。一日コースで実施します。（午前10時〜午後6時）撮影実習人数は6名まで。
講義	●課題と目標について ●写真から見えるもの ●口腔内写真の目的 ●テクニカルエラー ●評価ポイント ●写真の基礎知識 ●歯科衛生士に期待されるもの
実習	参加者による交互撮影実習 ※12枚撮影を1回として、3回を目標とします。
費用	¥136,500＋諸経費（交通費＋宿泊費＋昼食費）

研修所で行う場合

セミナー会場	サンフォートのセミナー室で行います。
セミナー実施日	実施希望日を指定して頂きます。半日コースで実施します。（午後1時〜午後5時）参加人数は、1名〜2名。
講義	●課題と目標について ●テクニカルエラー ●評価ポイント ●歯科衛生士に期待されるもの
実習	参加者による交互実習 ※12枚撮影を1回として、2回を目標とします。
費用	¥42,000／一人

お問い合わせ、お申し込み方法

- 電話、FAX、メールなどでお申し込み頂きます。
- 当方より、FAXにて「申込確認書」をお送り致します。
- 申込確認書にて日程などを調整させて頂きます。

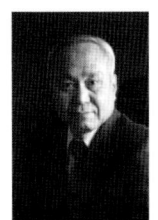

新口腔内写真の撮り方の著者の一人が直接指導致します。

講師略歴　鈴木昇一
宮城県生まれ
1990年、1998年、2007年
口腔内写真の撮り方共著出版

お申し込み先：有限会社サンフォート　TEL 049-284-3636　FAX 049-284-3690
e-mail : sun3333@olive.ocn.ne.jp　http://www.sunphooto.biz-web.jp/

STEP8

プロービング

歯周診査の要(かなめ)

大住 祐子

プロービングで大切なこと

1. 正確にプロービング値を読み、歯肉縁下の情報を把握する
2. プローブの特徴を理解して、使いやすいものを選ぶ
3. 執筆状変法で軽く把持する
4. レストをとる
5. 作業部の先端を根面に沿わせる
6. 20ｇ前後の力でプローブを細かく上下させながら歯の全周を探る（歯肉の厚み、炎症の程度、患者さんの痛みの感じ方などによって力を加減する必要がある）

※器具の種類については121ページ参照

STEP8 **プロービング**

プロービング前に……

　エックス線写真や歯肉の状態（厚いか薄いか／退縮の有無／炎症の程度など）を見ておく。それから患者さんに痛みや不快感を与えないようプローブの挿入法やプロービング圧の力加減を考え、判断する。

例 不適合な補綴物や垂直的な骨欠損が認められる場合

■補綴物辺縁の不適合

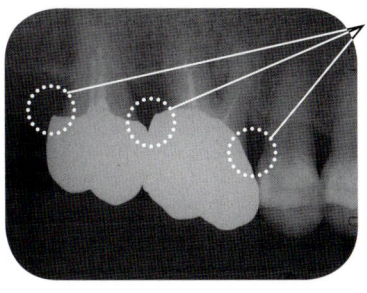

隣接面ではプローブが適切に挿入できない可能性も勘案する。

■プラークが多い／歯肉の問題部分

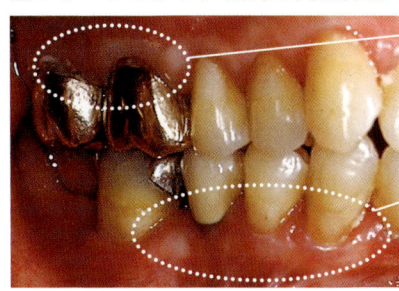

プラークが多い部分はある程度除去してから測定する。

歯肉の厚みが薄いと傷ついたり痛みを与えたりしやすいのでさらなる慎重を要する

■遠心部の垂直的な骨欠損

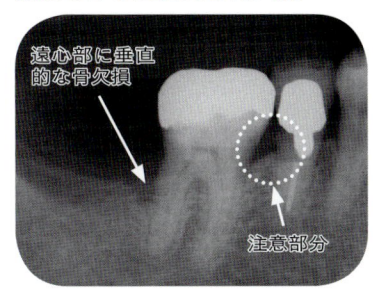

遠心部に垂直的な骨欠損

注意部分

6の遠心部に垂直的な骨欠損が認められる。遠心面のどの部分が深いのか、縁下歯石の存在などを探索しながら測定する。近心中央部はプローブを注意深く傾けて、深いところがないか確認しながら測定しよう。

患者さんに伝えておくべきこと

・歯の周囲の状態を確認するための診査であること
・数値は小さくて出血がないのが良いこと
・痛みがなくても出血の可能性があること

・事前にイラストや模型でプロービングについて説明し、恐怖心や不安を取り除く
・歯肉の状態によってはちくちくと痛みがあるので、我慢せず手をあげて知らせてもらう　　　　　　　　　　　　　　　など

プロービングから得られる情報

・ポケットの存在部位、形態、深さ
・歯肉の性状
・出血の有無（炎症の有無を知らせる重要なサイン）

・根分岐部病変
・歯肉縁下プラークや歯肉縁下歯石の存在
・角化歯肉の幅（付着歯肉の幅＝角化歯肉の幅－プロービング値）　　　　　　　　など

> **把持法……執筆状変法で軽く**

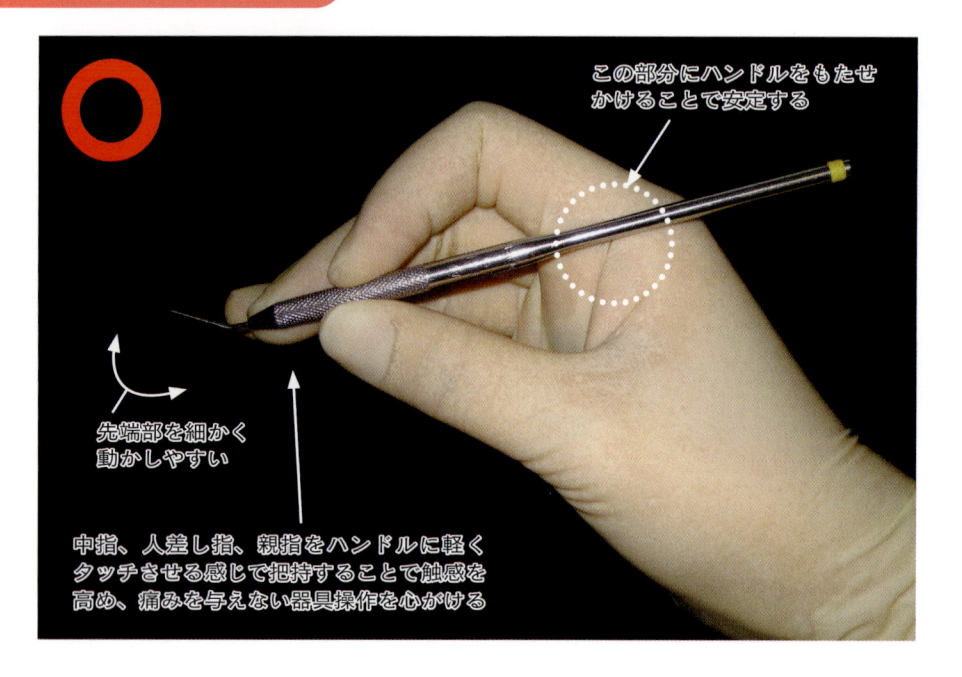

この部分にハンドルをもたせかけることで安定する

先端部を細かく動かしやすい

中指、人差し指、親指をハンドルに軽くタッチさせる感じで把持することで触感を高め、痛みを与えない器具操作を心がける

- 強く握って把持すると触感が得られないだけでなく、痛みを与えてしまいやすいです。

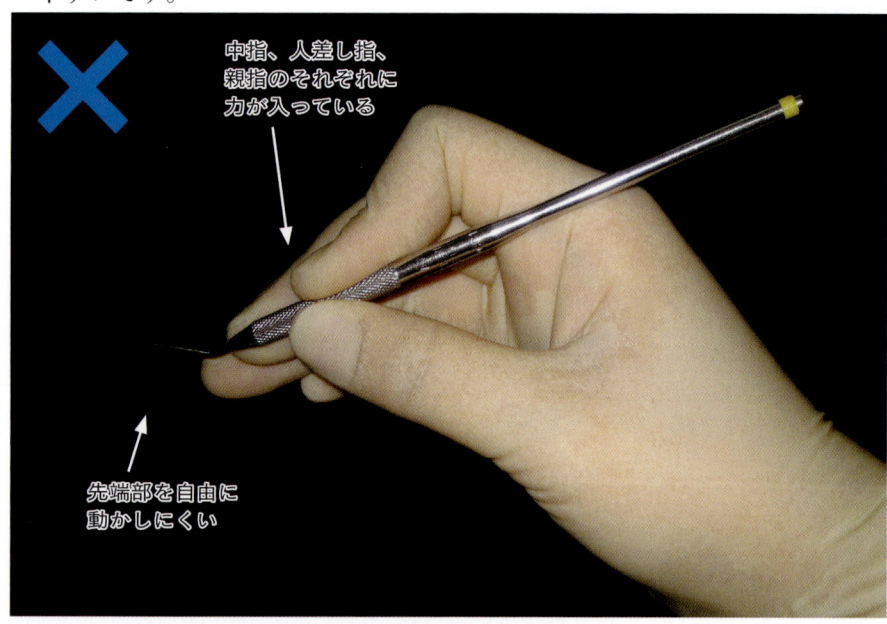

中指、人差し指、親指のそれぞれに力が入っている

先端部を自由に動かしにくい

（写真はCP11を使用）

STEP8 **プロービング**

レストをとる

基　本

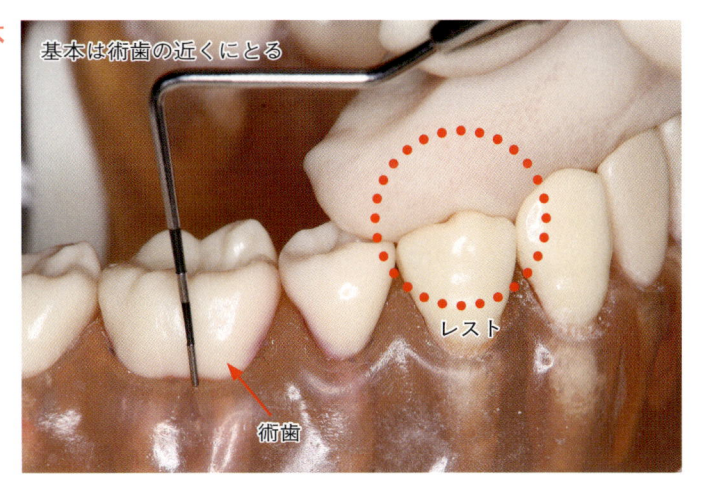

●臼歯部でポケットが深い場合は、対合歯固定や対角固定をとることで、作業部を根面に沿わせやすくします。

対合歯固定

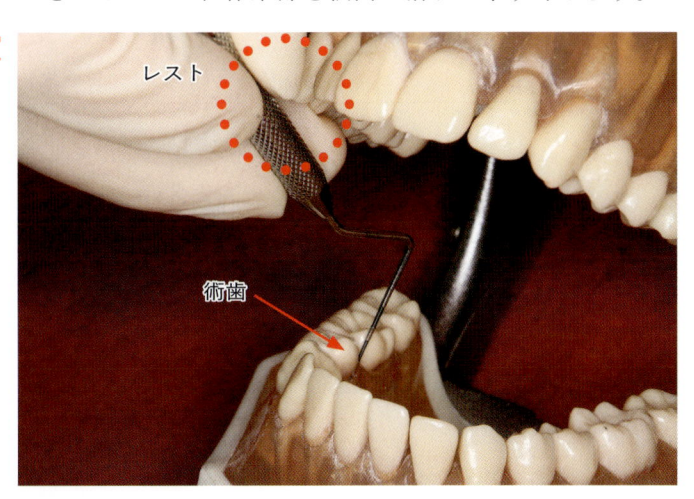

対角固定

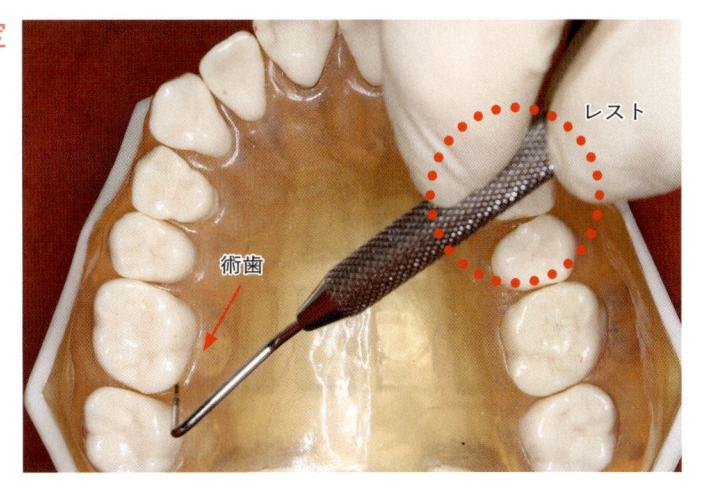

プローブの当て方

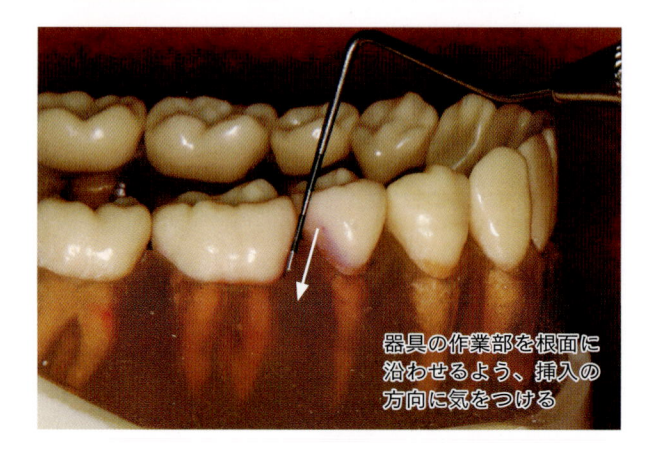

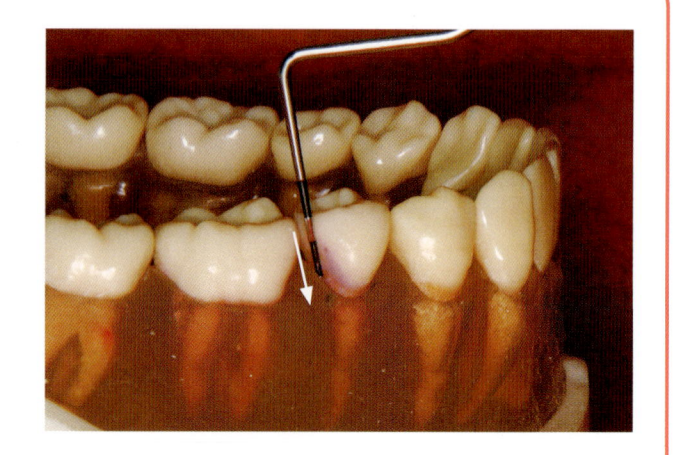

器具の作業部を根面に沿わせるよう、挿入の方向に気をつける

傾斜歯の場合

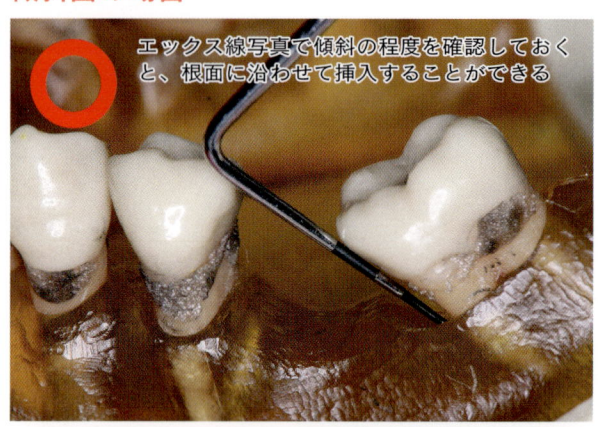

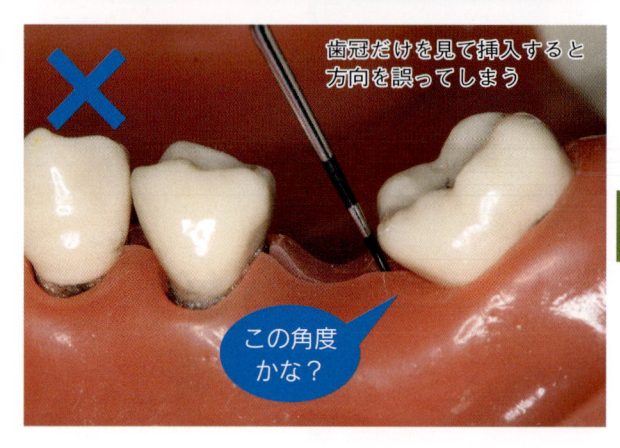

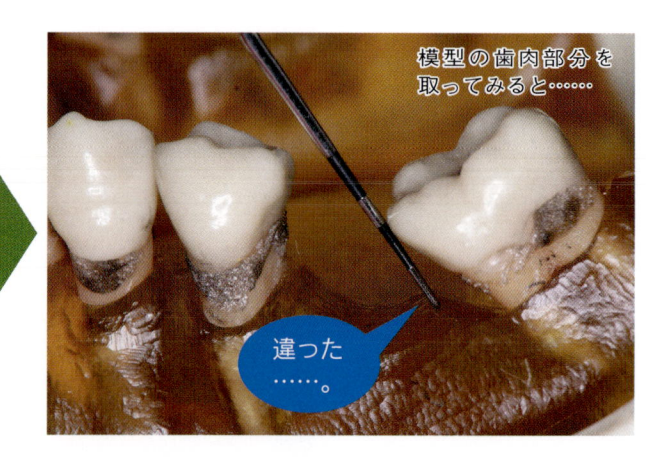

○ エックス線写真で傾斜の程度を確認しておくと、根面に沿わせて挿入することができる

× 歯冠だけを見て挿入すると方向を誤ってしまう

この角度かな？

→ 模型の歯肉部分を取ってみると……

違った……。

STEP8 **プロービング**

20g前後の力で歯の全周を測定

全周を探る

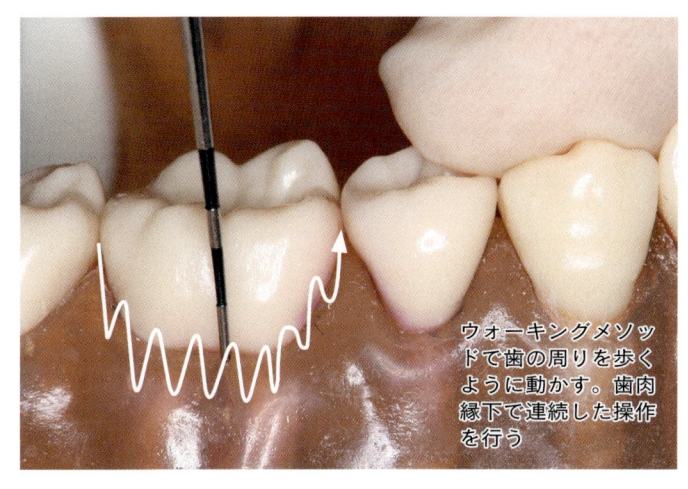

ウォーキングメソッドで歯の周りを歩くように動かす。歯肉縁下で連続した操作を行う

6点または4点を記録

・6点法の記録例

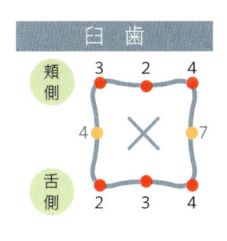

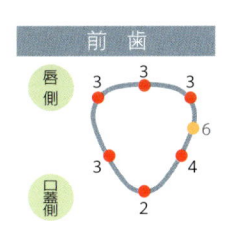

臼歯	前歯
頬側 3 2 4 / 舌側 2 3 4 / 4, 7	唇側 3 3 3 / 口蓋側 3 2 4 / 6

隣接面に深いポケットが確認された場合は、その部位の数値も書いておくとより良い記録となる。
（臼歯は8点、前歯は7点の記録になることもある [●部分]）

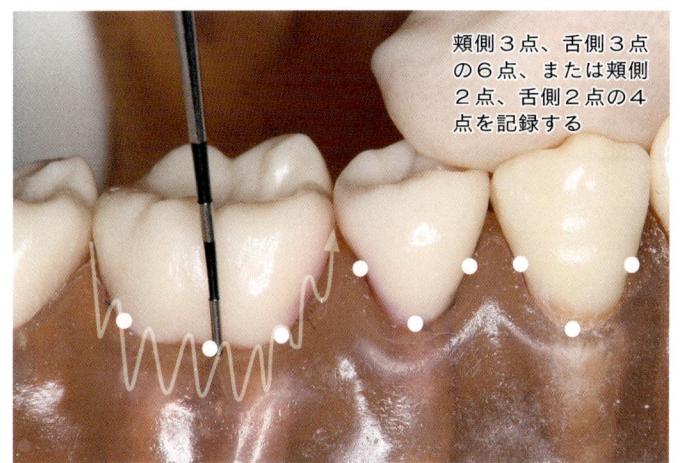

頬側3点、舌側3点の6点、または頬側2点、舌側2点の4点を記録する

NOTICE!

歯肉の厚みや炎症の程度、痛みに対する感じ方の違いなどを把握して、患者さんに苦痛を与えないよう慎重に行う。

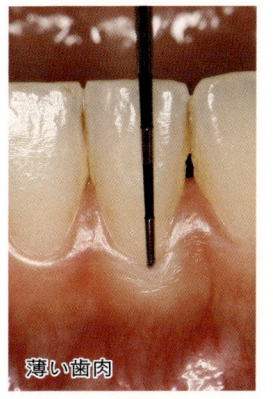

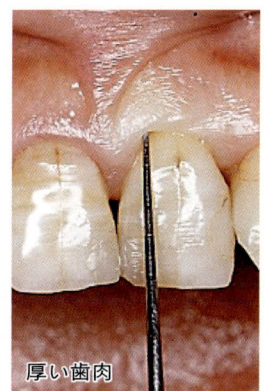

薄い歯肉　　厚い歯肉

根分岐部の診査

すべての開口部を診査する

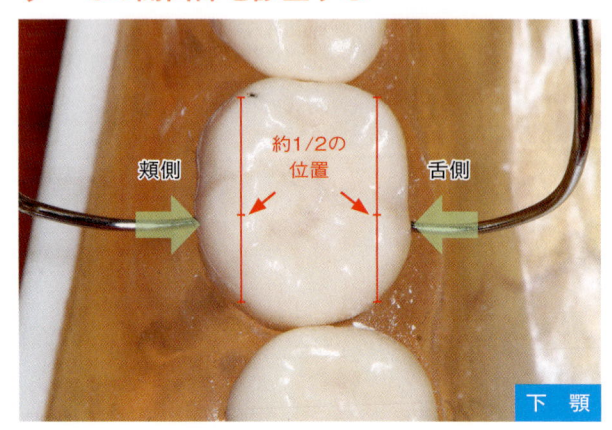

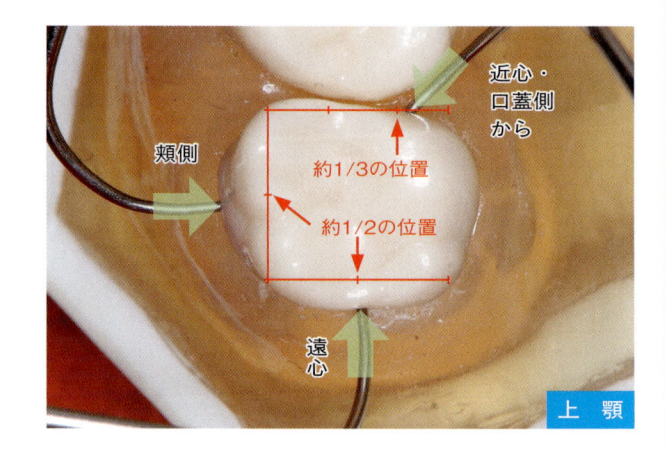

頬側　約1/2の位置　舌側　下顎

頬側　約1/3の位置　約1/2の位置　近心・口蓋側から　遠心　上顎

根分岐部診査用プローブの挿入方法

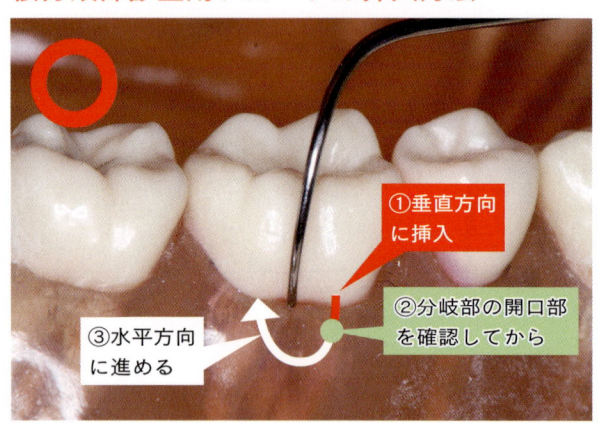

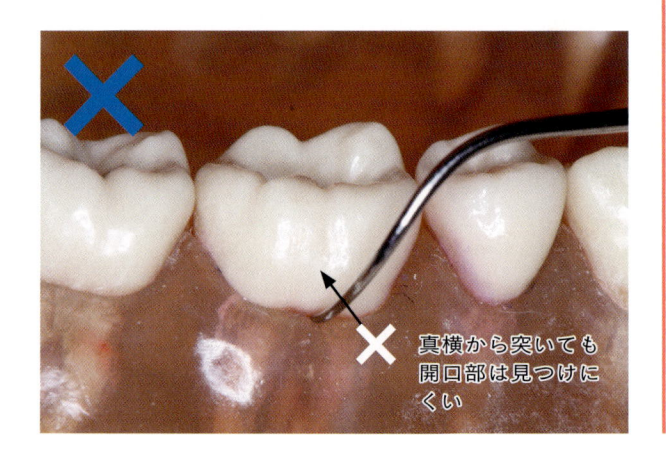

○
①垂直方向に挿入
②分岐部の開口部を確認してから
③水平方向に進める

×
真横から突いても開口部は見つけにくい

必ず記録しておこう！　プロービング時の出血

多量の出血が見られる場合や、わずかな出血が確認される場合などさまざまだが、いずれも炎症が起こっているというサインであり、原因を確認して対応することが必要である。

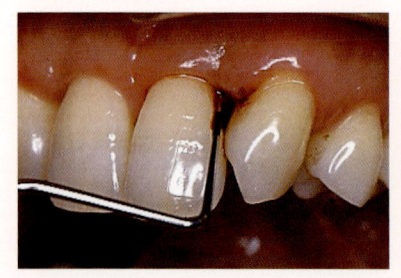

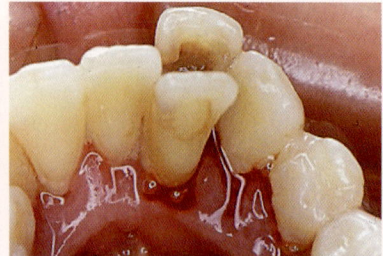

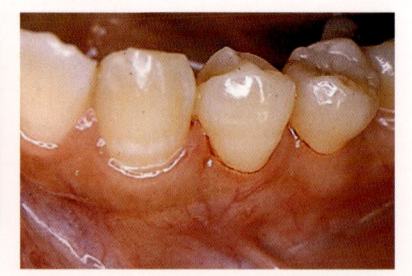

STEP8 **プロービング**

プローブを使って歯肉退縮値を調べよう

患者さんAと患者さんBのプロービング値は同じだが……

| 患者Aさん……歯肉の退縮値　0mm |
| プロービング値　2mm |

| 患者Bさん……歯肉の退縮値　4mm |
| プロービング値　2mm |

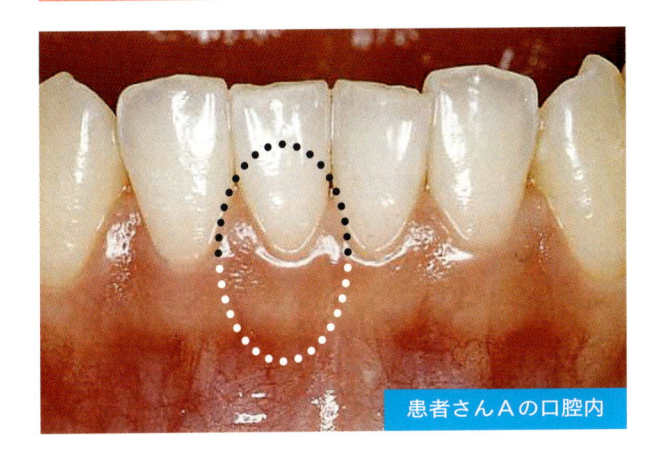

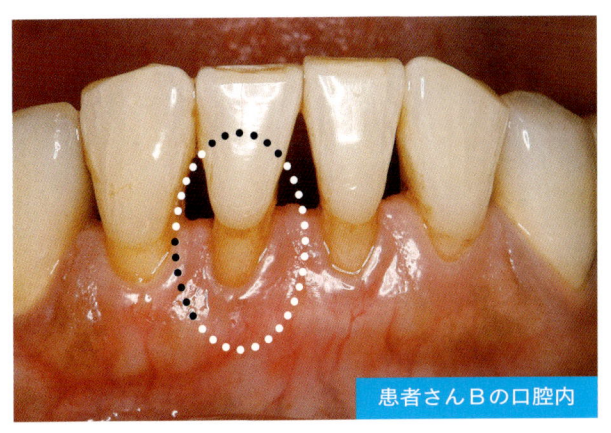

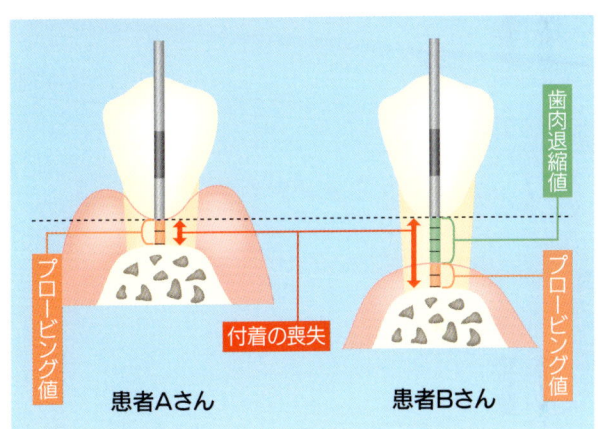

患者さんAの口腔内

患者さんBの口腔内

「プロービング値2mm」の記録だけでは、患者さんAと患者さんBの状態は同じになってしまう。2人の歯周組織の状態（付着の位置）の違いを示すためにプロービング値と歯肉の退縮値を記録しておく。

歯肉退縮の見方

歯肉退縮値は、CEJ（セメントエナメル境）から歯肉頂部までの距離だが、補綴物や充填物などによって処置がされていると、CEJがどこなのかわからないことがある。大切なのは経過による違いを見ることなので、処置歯の場合、その歯によって測定の基準点を補綴物や充填物の辺縁などに決めておくと良い。

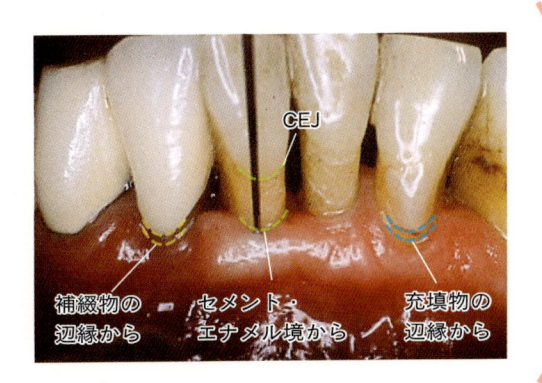

補綴物の辺縁から　　セメントエナメル境から　　充填物の辺縁から

確認してみよう！ ★先輩や先生にもチェックしてもらおう！　check list ✓

	毎回同じプローブを用いている		エックス線写真や歯肉の性状の違い、炎症の程度などを見ている
	執筆状変法で軽く把持している		ウォーキングメソッドで全周を診査している
	適切な位置にレストをとっている		6点法や4点法などで記録している
	患者さんの痛みに対する配慮をしている		根分岐部では専用のプローブを用いている
	20g前後の力で行っている		根分岐部の開口部の位置を把握している
	根面に沿わせるよう角度に注意している		

トレーニングしよう！

◆抜去歯で
・歯石を探索して触感をつかむ
・根面の解剖学的形態を探る

◆顎模型で
・固定点をとってプローブを歯面に適合させる

◆相互実習で
・患者さんに不快感を与えないようなスムーズな器具操作を行う

◆抜去歯で
目をつぶって診査してみよう。

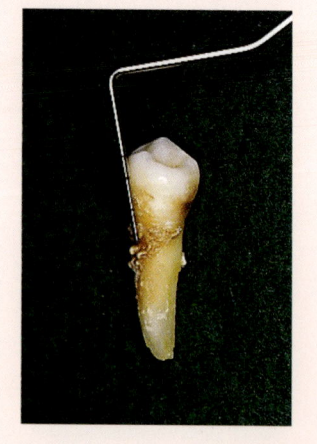

プローブが止まったからといってそこが歯肉溝底とは限らない。歯石によってプローブが止まることもある

STEP8 **プロービング**

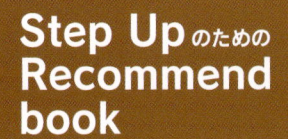

Step Up のための Recommend book

■ **歯科衛生士のためのステップアップ！ 歯周治療**
初診からメインテナンスまで
著　：大住祐子
発行：クインテッセンス出版

■ 歯科衛生士臨床のための Quint Study Club
しっかり測定できる！ 歯周組織検査パーフェクトブック
著　：石原美樹、小牧令二
発行：クインテッセンス出版

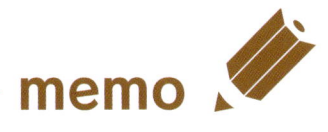

memo　　　　　　　　　　　　　　　気づいた点や自分のくせなどをメモしよう

STEP 9

インスツルメンテーション時の姿勢

姿勢は治療や診査の結果にも影響します

田島 菜穂子

姿勢において大切なこと

1. 患者さんの健康状態、年齢、体格、使用するユニットやチェアーの特色を把握する
2. 体に余計な力や緊張を溜めないよう、リラックスする
3. 体のいたる所に均一な力がかかっていることを意識する
4. 基本姿勢がくずれてくると、筋骨格系にストレスがかかる
5. 悪い姿勢を長年続けていると、疲労が蓄積し職業病を引き起こすことがある
6. 「整った姿勢」は「整った身なり」から生まれる
7. 基本姿勢をつくるには、スカートよりパンツのユニフォームが良い
8. 安全のためにスニーカータイプの靴が良い

STEP9 **インスツルメンテーション時の姿勢**

基本の姿勢

90°のルールを守ろう

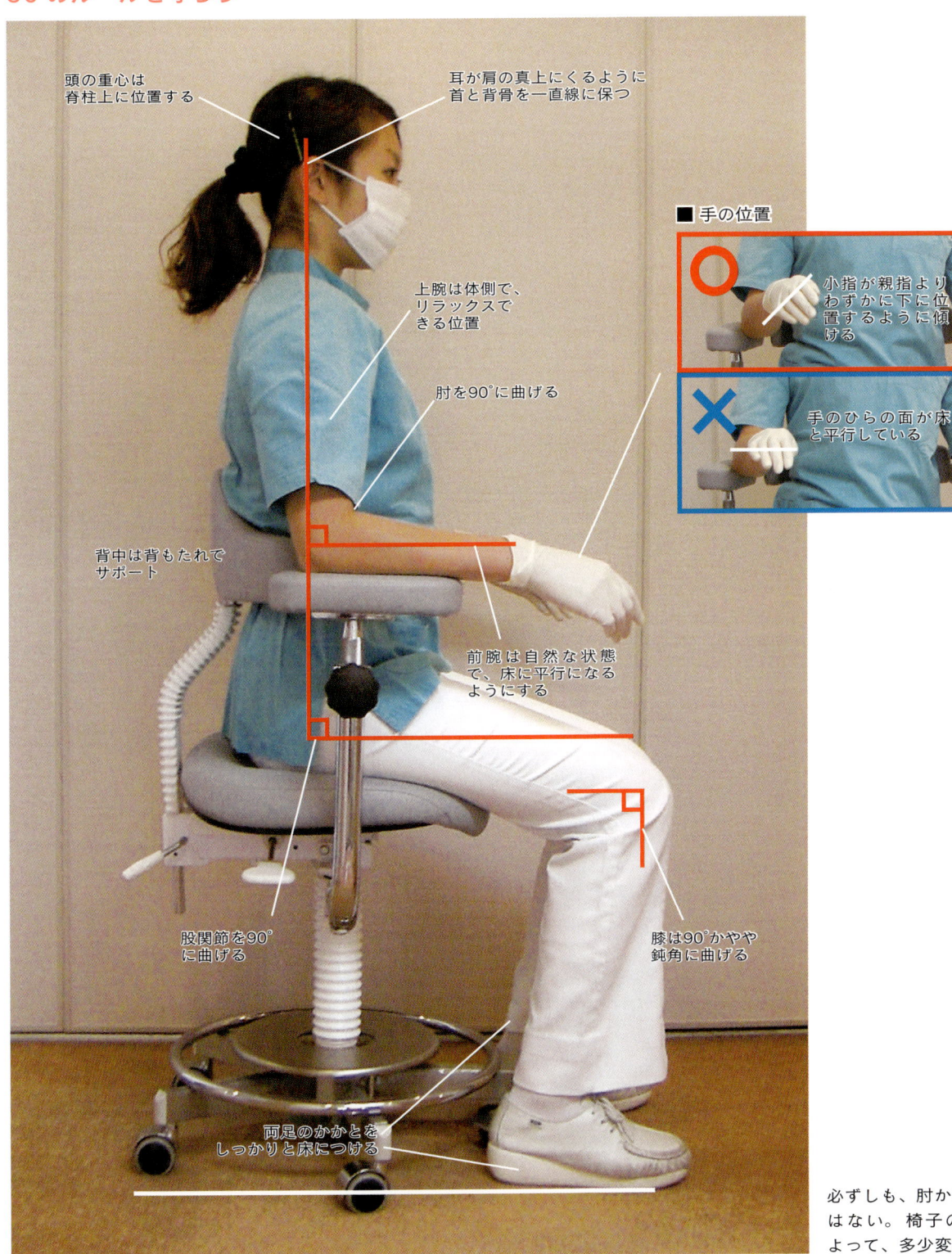

- 頭の重心は脊柱上に位置する
- 耳が肩の真上にくるように首と背骨を一直線に保つ
- 上腕は体側で、リラックスできる位置
- 肘を90°に曲げる
- 背中は背もたれでサポート
- 前腕は自然な状態で、床に平行になるようにする
- 股関節を90°に曲げる
- 膝は90°かやや鈍角に曲げる
- 両足のかかとをしっかりと床につける

■ 手の位置

○ 小指が親指よりわずかに下に位置するように傾ける

× 手のひらの面が床と平行している

必ずしも、肘かけは必要ではない。椅子のタイプによって、多少変わる。

（チェアーはマイクロ用スツール（白水貿易））

基本の姿勢

後ろからも確認しよう

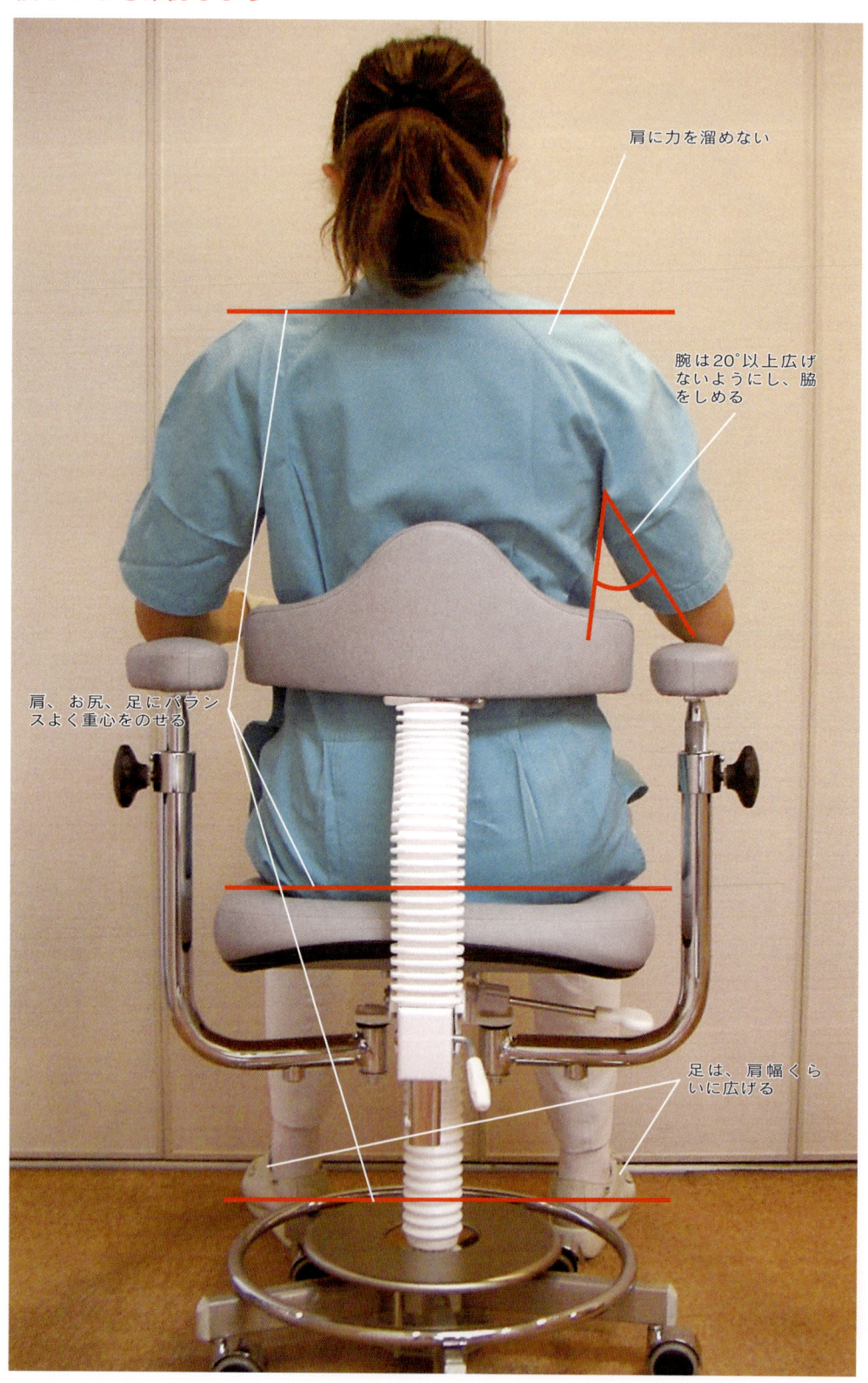

- 肩に力を溜めない
- 腕は20°以上広げないようにし、脇をしめる
- 肩、お尻、足にバランスよく重心をのせる
- 足は、肩幅くらいに広げる

STEP9 **インスツルメンテーション時の姿勢**

確認してみよう！ ★先輩や先生にもチェックしてもらおう！

check list ✓

■横から見た時

	頭の重心は脊柱上に位置している		両足のかかとをしっかりと床につけている
	股関節が90°になるよう座っている		背中は背もたれでサポートされている
	上腕は体側で、リラックスできる位置にある		耳が肩の真上にくるよう、首と背骨が一直線になっている
	膝は90°かやや鈍角に曲げている		前腕は自然な状態で、床に平行になっている

■後ろから見た時

	肩に力が入っていない		肩、お尻、足の重心のバランスがとれている
	腕は20°以上広がっていない		足は肩幅くらいに広がっている

■手の位置

	小指が親指より下に位置している		

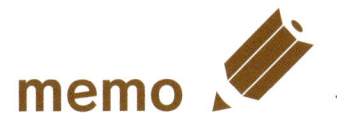

memo — 気づいた点や自分のくせなどをメモしよう

悪い姿勢をあらためよう①

基本の姿勢

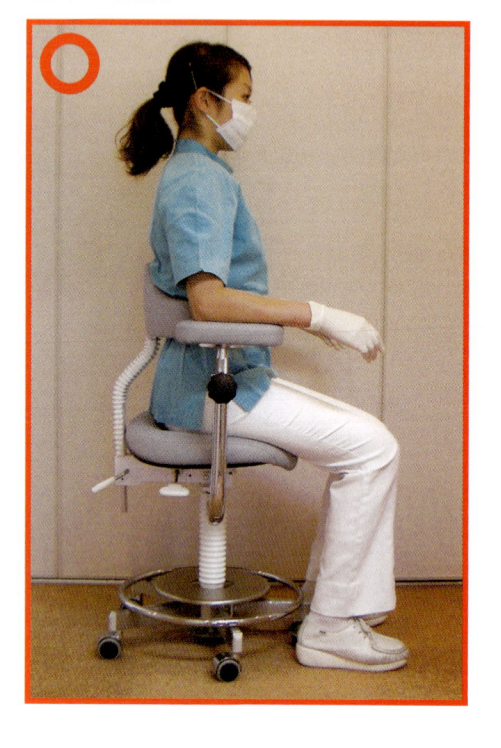

〇

のぞき込む猫背

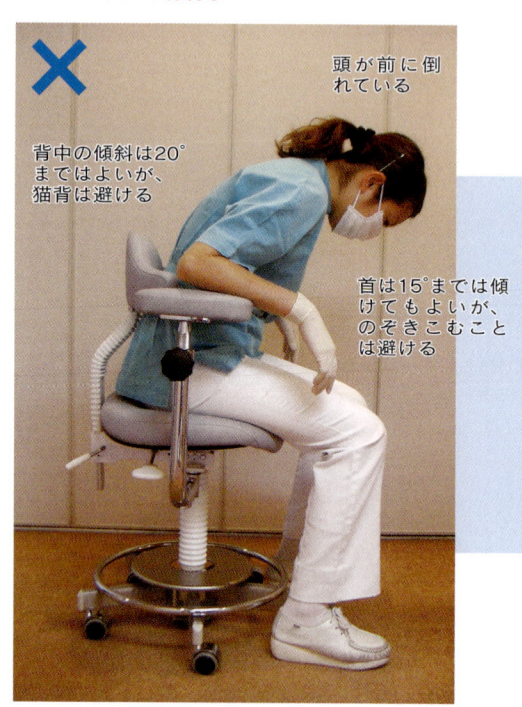

✗

背中の傾斜は20°まではよいが、猫背は避ける

頭が前に倒れている

首は15°までは傾けてもよいが、のぞきこむことは避ける

基本の姿勢

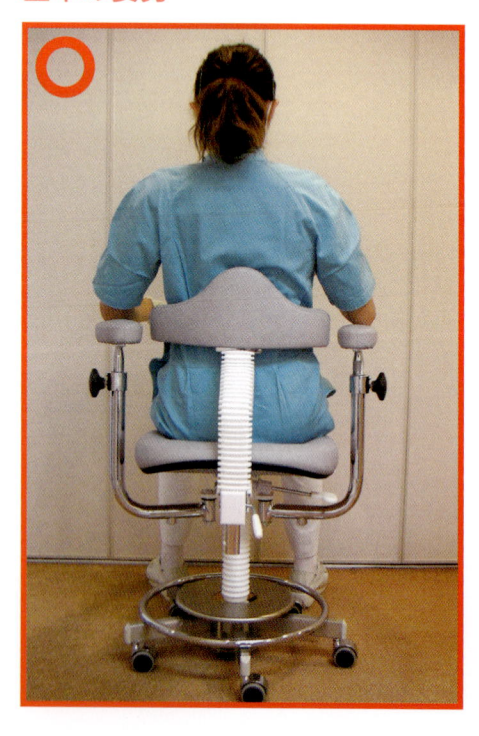

〇

首・肩に力が入っている

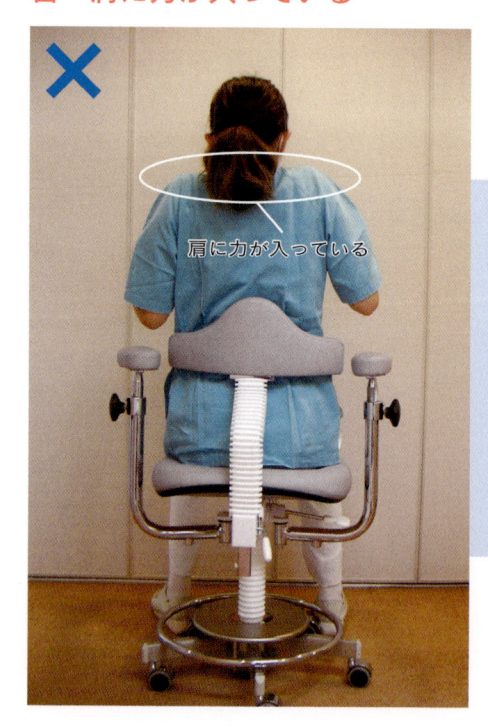

✗

肩に力が入っている

STEP9 **インスツルメンテーション時の姿勢**

肩に力がたまる

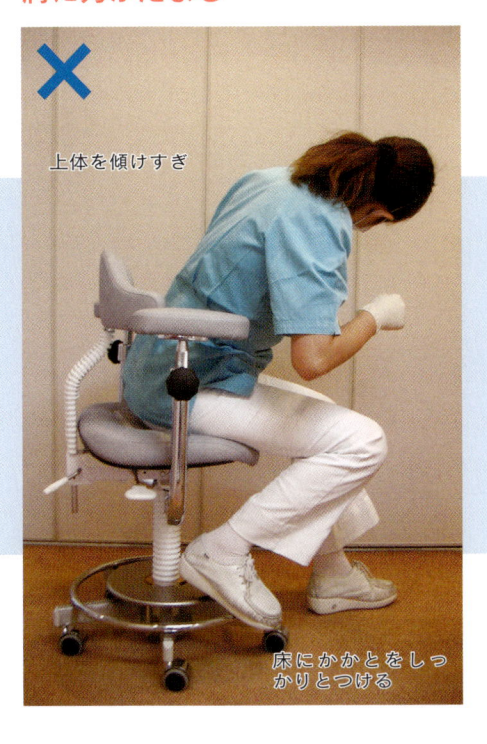

✗

上体を傾けすぎ

床にかかとをしっかりとつける

脇があき、前腕が上がっている

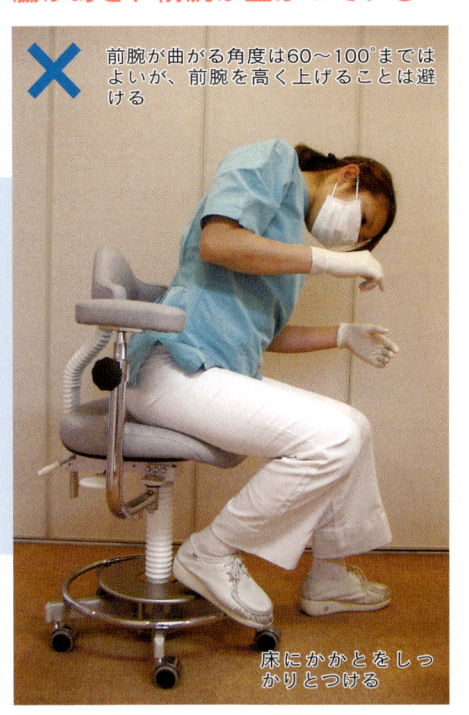

✗

前腕が曲がる角度は60〜100°まではよいが、前腕を高く上げることは避ける

床にかかとをしっかりとつける

肩・上腕に力が入り、肘が上がっている

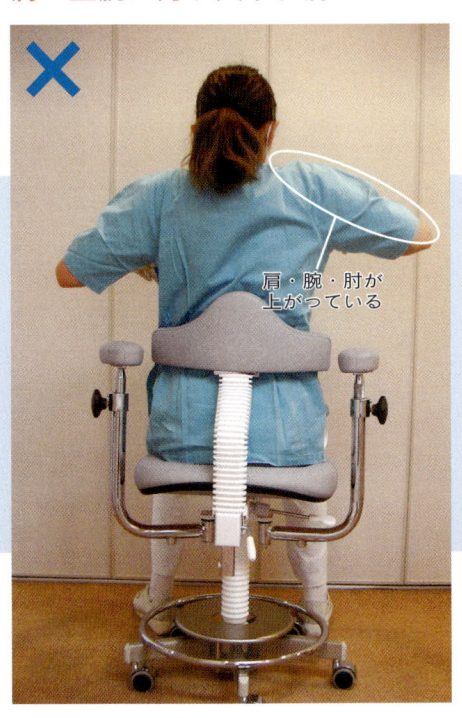

✗

肩・腕・肘が上がっている

全身がねじれている

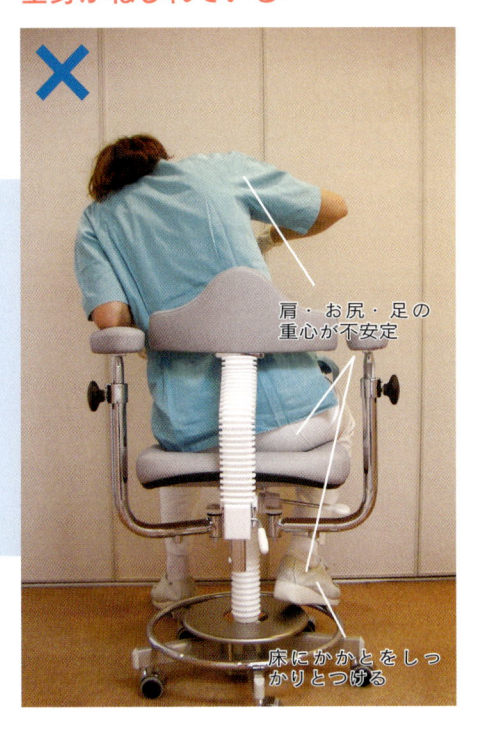

✗

肩・お尻・足の重心が不安定

床にかかとをしっかりとつける

73

患者さんのポジション

基本はノーニーズポジション

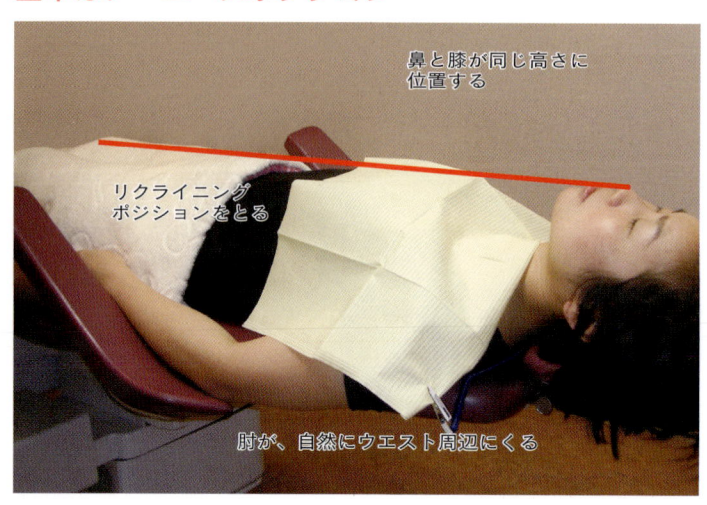

鼻と膝が同じ高さに位置する

リクライニングポジションをとる

肘が、自然にウエスト周辺にくる

ヘッドレストで上顎・下顎を調整しよう

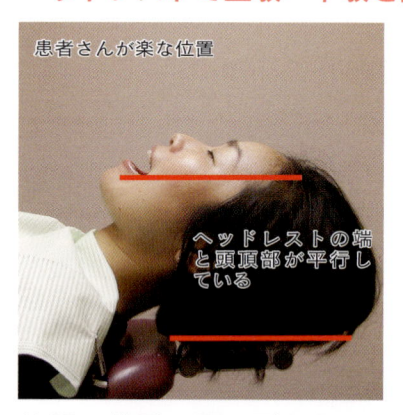

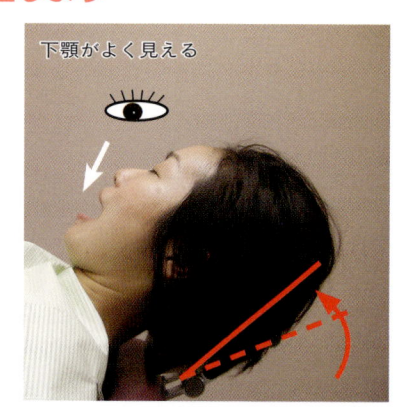

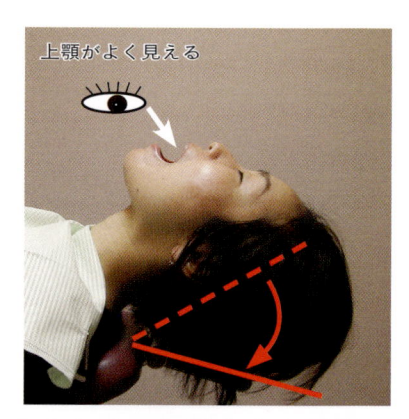

患者さんが楽な位置
ヘッドレストの端と頭頂部が平行している

下顎がよく見える

上顎がよく見える

体調、体形、頭の形などによってはヘッドレストを倒せないこともあるため、患者さんの状態に合わせて適宜行う。

患者さんの頭の左右の向きを調整しよう

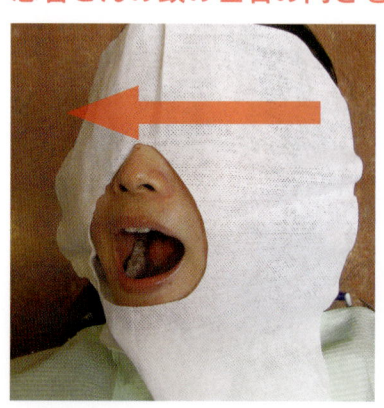

視野の確保のために、患者さんに協力してもらう

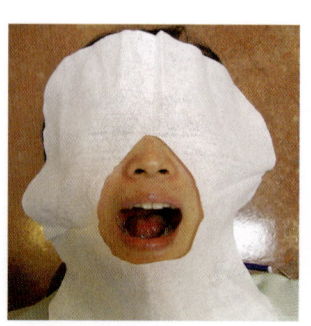

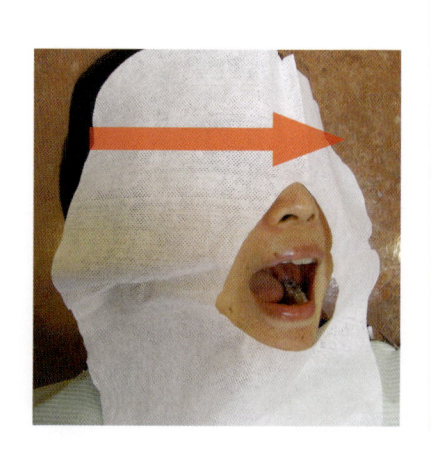

STEP9 **インスツルメンテーション時の姿勢**

患者さんとの距離

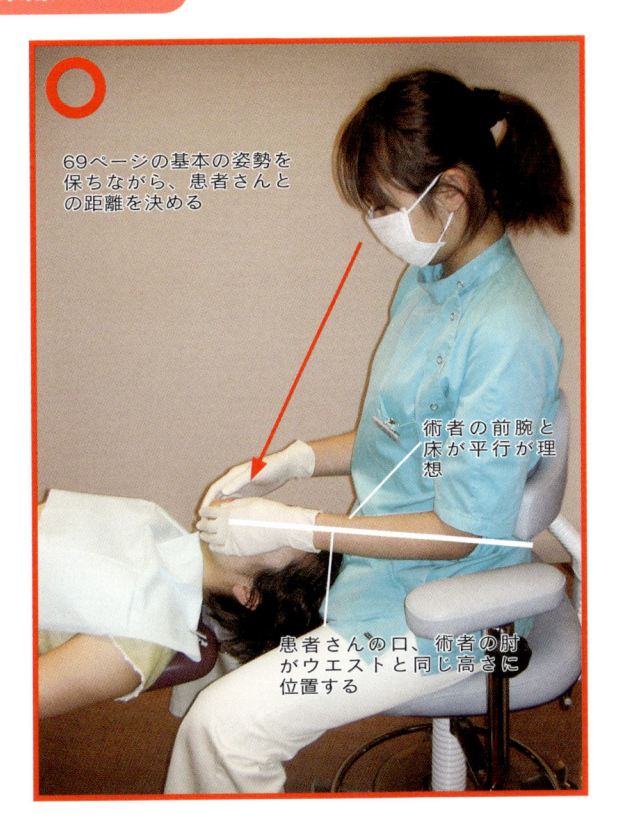

○
69ページの基本の姿勢を保ちながら、患者さんとの距離を決める

術者の前腕と床が平行が理想

患者さんの口、術者の肘がウエストと同じ高さに位置する

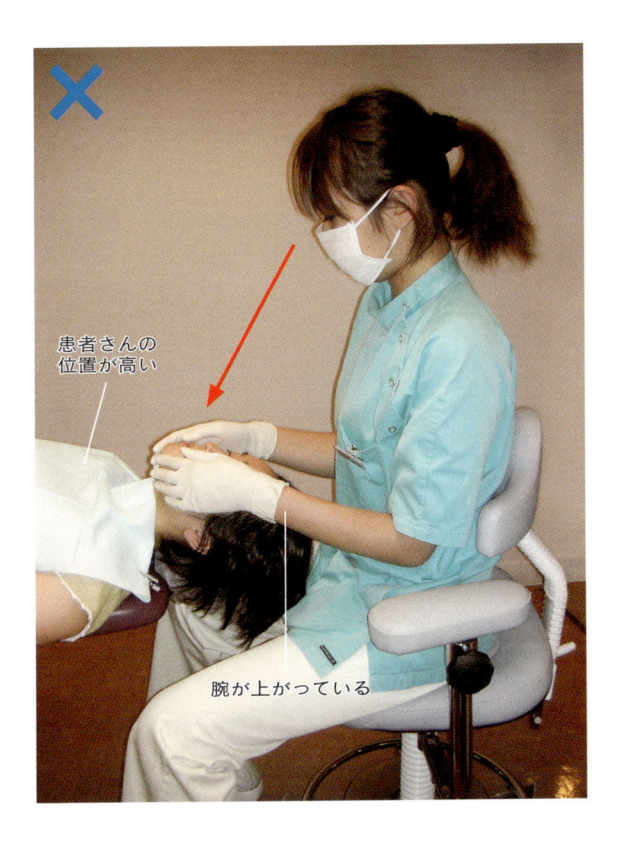

×
患者さんの位置が高い

腕が上がっている

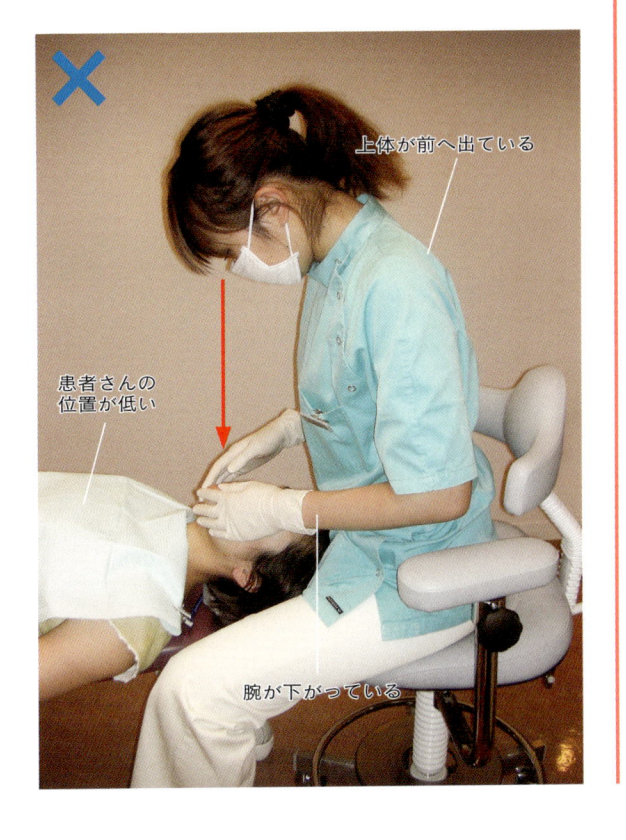

×
上体が前へ出ている

患者さんの位置が低い

腕が下がっている

75

悪い姿勢をあらためよう②

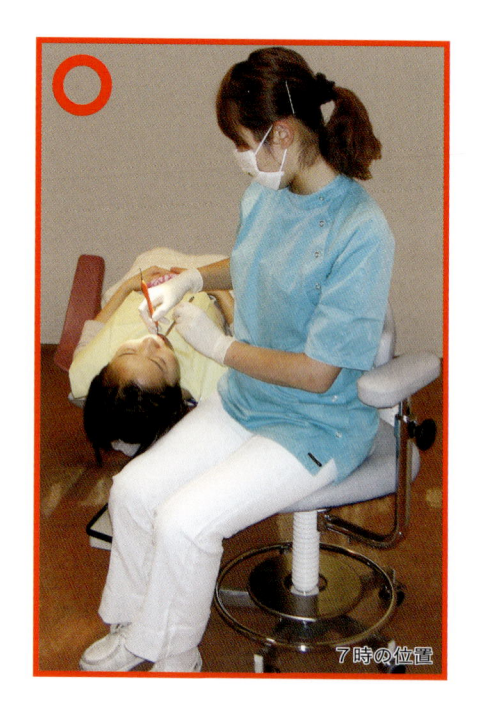

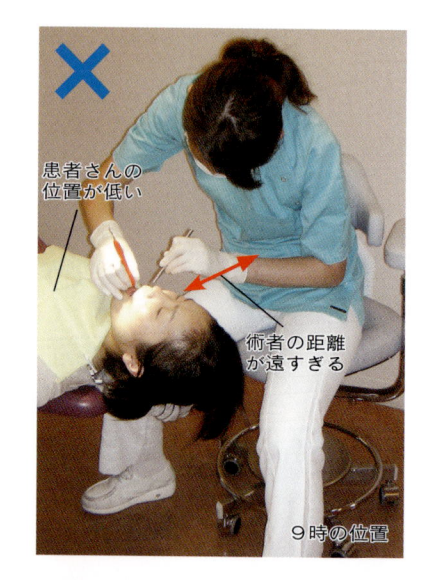

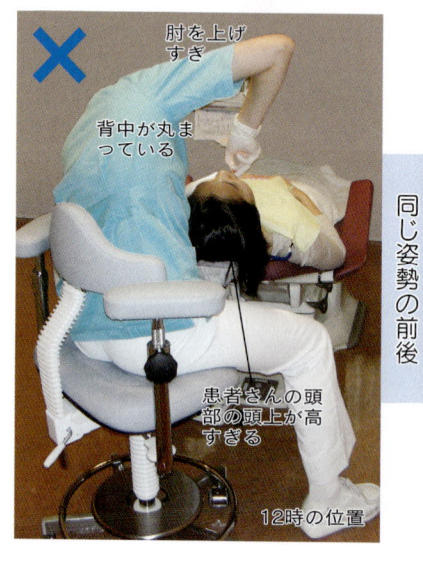

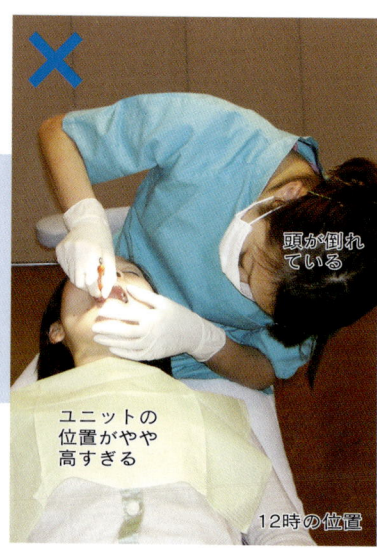

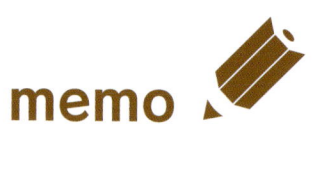

○ 7時の位置

× 9時の位置
- 患者さんの位置が低い
- 術者の距離が遠すぎる

× 12時の位置
- 肘を上げすぎ
- 背中が丸まっている
- 患者さんの頭部の頭上が高すぎる

同じ姿勢の前後

× 12時の位置
- 頭が倒れている
- ユニットの位置がやや高すぎる

memo 気づいた点や自分のくせなどをメモしよう

STEP9 インスツルメンテーション時の姿勢

確認してみよう！ ★先輩や先生にもチェックしてもらおう！ check list ✓

	上顎を見る時、ヘッドレストを下げている		基本姿勢をマスターしている
	右側を見る時、頭部を右に向けてもらっている		上下顎によって、患者さんのヘッドレストの調整をしている
	下顎を見る時、ヘッドレストを上げている		患者さんの頭部の左右の向きを、調整している
	左側を見る時、頭部を左に向けてもらっている		自分と患者さんとの距離を適切に保っている

Step Upのための Recommend book

■ 歯科衛生士臨床のための Quint Study Club
**新人歯科衛生士のための
ペリオドンタルインスツルメンテーション**
ハンド＆超音波スケーラーの基本操作とシャープニングテクニック
監修：沼部幸博
著　：伊藤　弘、藤橋　弘、安生朝子、長谷ますみ、田島菜穂子、風見健一
発行：クインテッセンス出版

■ **歯科衛生士のためのステップアップ！ 歯周治療**
初診からメインテナンスまで
著　：大住祐子
発行：クインテッセンス出版

■ **歯科衛生士のためのクリニカルインストルメンテーション**
著　：佐々木妙子
発行：クインテッセンス出版

参考文献
1. Nield-Gehrig JS. Fundamentals of Periodontal Instrumentation & Advanced Root Instrumentation, 6th ed. PA：Lippincott Williams & Wilkins, 2007.

◆ストレッチ ―体のケアも大事―

　長時間同じ姿勢でいると筋肉が収縮された状態になるので、ストレッチを行い筋肉を伸ばして血行をよくしましょう。
　息を止めないでゆっくりと呼吸をしながら行います。けっして無理はせず、気持ちの良い程度に伸ばせればよいでしょう。ストレッチは、一度にたくさんせず、下記のイラストの内容を3回ぐらいで行っていきます。

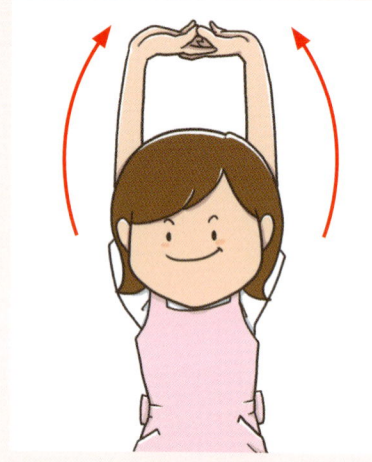

腕と肩のストレッチ
頭の後方から腕を上へ伸ばします。

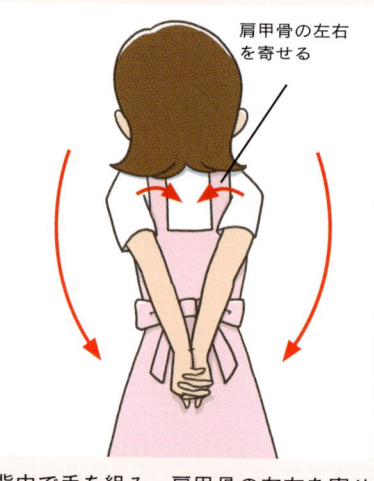

肩と胸のストレッチ
肩甲骨の左右を寄せる
背中で手を組み、肩甲骨の左右を寄せるようにします。

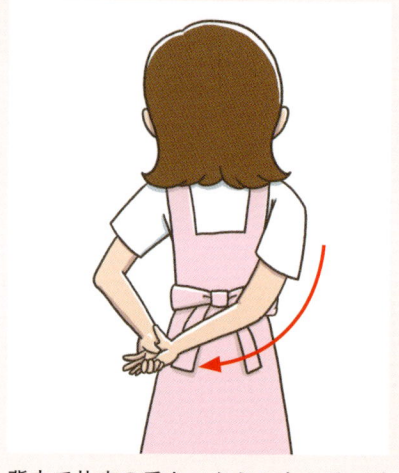

肩と上腕のストレッチ
背中で片方の手を、もう一方の手で引きます。左右行います。

腕の内側の筋肉のストレッチ
この部分を伸ばす
手の平を下に、腕の内側を外側に向けます。もう一方の手で指先を持ち、手前（上）に軽く引きます。腕の内側の筋肉が伸びます。

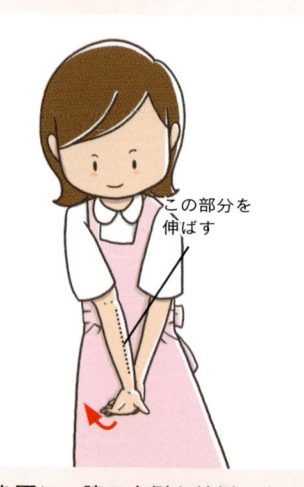

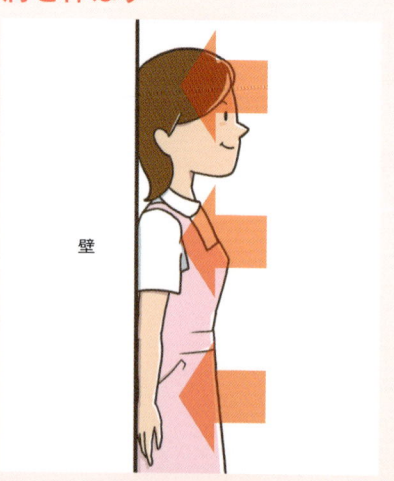

肩を伸ばす
壁
ついつい肩が内側に入ってきてしまいます。壁に背中をぴったりつけ、姿勢を正します。

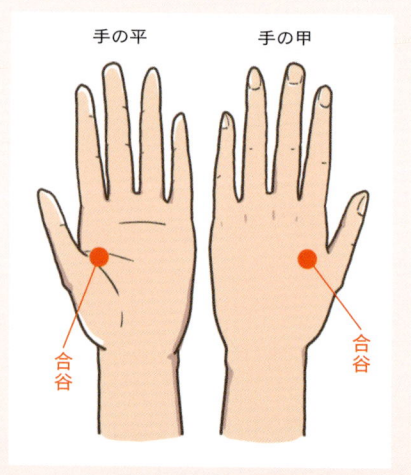

合谷のツボを押す
手の平　　手の甲
合谷　　合谷
グローブをしていると手は疲れます。手の平、手の甲の両面の合谷のツボを押します。

STEP 10

キュレット選択の基本の考え方

キュレットの構造を理解して応用力をつけよう

小林 明子

キュレット選択で大切なこと

1. 第一シャンクが作業歯面と必ず平行になるようなキュレットを選択する
2. 患者さんの口腔の開閉程度や歯列、歯の植立により、基本外のキュレット選択が可能なことを理解する
3. キュレット選択の考え方の基準となるのが以下の4点。これらを理解して、応用していく
   ➡ ①カッティングエッジの方向
   ➡ ②第一シャンクと第二シャンクの屈曲の角度の違い
   ➡ ③術野を確保できるキュレット
      （第一シャンクと作業歯面が平行）
   ➡ ④選択するキュレットによりレスト、ポジショニングの位置が変わる

※ キュレットの種類については126ページ参照

以下の解説を理解するためのヒント

●屈曲の「内側」「外側」
- 第二シャンク
- 第一シャンク
- 屈曲部
- カッティングエッジ
- 屈曲の内側
- 屈曲の外側

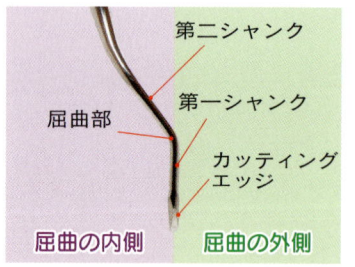

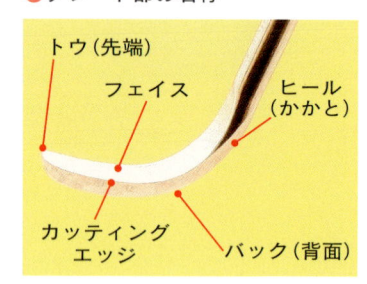

●エッジの向き「自分から外側」「自分の側」
- 第二シャンク
- 第一シャンク
- カッティングエッジ
- 自分から外側
- 自分の側
- 視線
- 術者（背中）

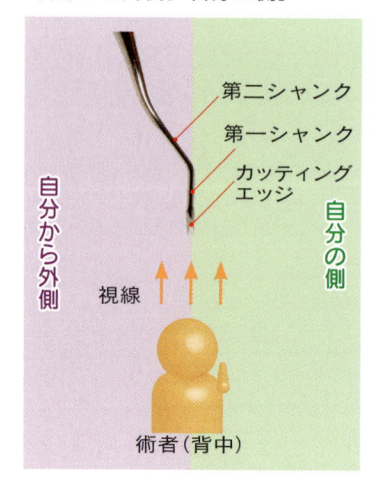

●トウの向き「自分から外側」「自分の側」
- 第二シャンク
- 第一シャンク
- ヒール
- トウ
- 自分から外側
- 自分の側
- 視線
- 術者（背中）

●ブレード部の名称
- トウ（先端）
- フェイス
- ヒール（かかと）
- カッティングエッジ
- バック（背面）

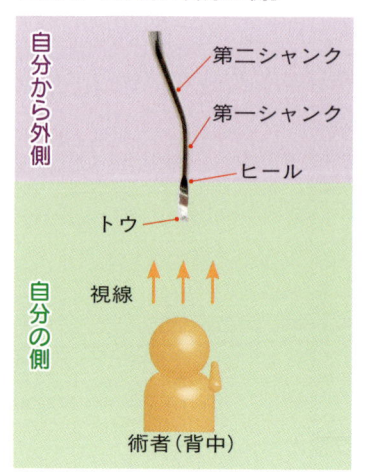

シャンクの角度の違いで選択

ストレートシャンクの場合……1/2、3/4、5/6、7/8、9/10

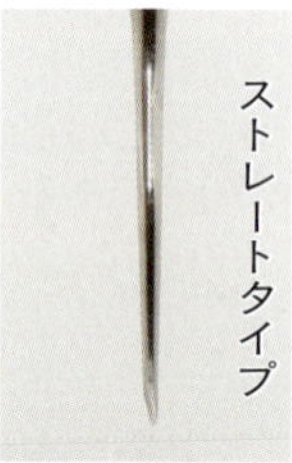

ストレートタイプ
グレーシーキュレット5/6

グレーシーキュレット5/6

術者からは術野が見えない

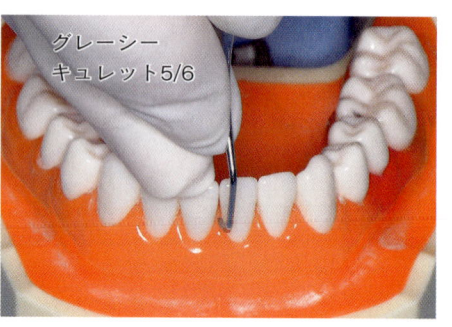

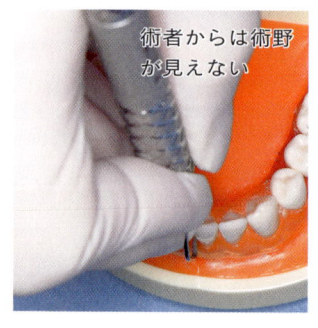

下顎前歯をバックポジションにてストレートシャンクのキュレットを用いた場合、レストは術部の上にくるため、術部は術者からは手暗がりになり、見えなくなってしまう。そのため臨床では患者さんに顔を傾けてもらう必要がある。

屈曲のあるシャンクの場合……11/12、13/14など

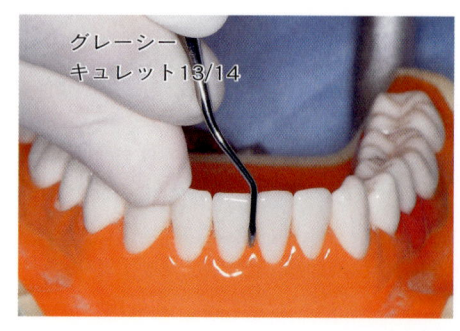

グレーシーキュレット13/14

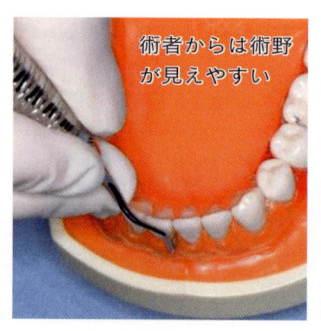

術者からは術野が見えやすい

同じようにバックポジションで作業しても13/14のように大きくシャンクの角度があると、レストが術野から離れるために術野が見えやすい。

STEP10 **キュレット選択の基本の考え方**

カッティングエッジの方向で選択……グレーシーキュレット11/12

グレーシーキュレット11/12は、屈曲の外側にカッティングエッジがある

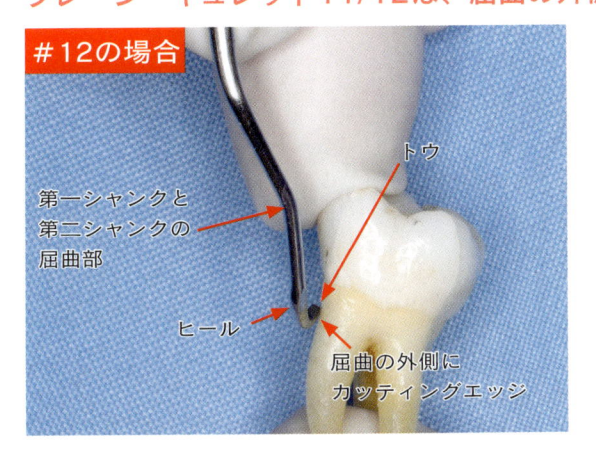

#12の場合
- 第一シャンクと第二シャンクの屈曲部
- トウ
- ヒール
- 屈曲の外側にカッティングエッジ

● トウが写真手前　**#11**　屈曲の外側（エッジ側）　歯面　トウ→

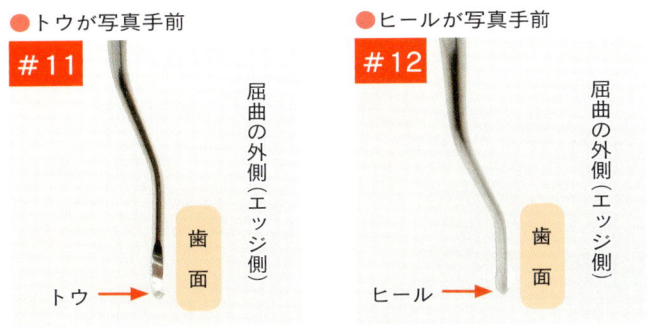

● ヒールが写真手前　**#12**　屈曲の外側（エッジ側）　歯面　ヒール→

トウ、ヒールがどちらを向くか（自分の側か、自分から外側か）、またパームアップ、パームダウン（102ページ参照）によってもキュレットを使い分けることで、適切なキュレットの把持ができ、術野を確保できる。

グレーシーキュレット11/12の場合、エッジは自分から外側に位置する

フロントポジション（パームアップ）　術者の位置

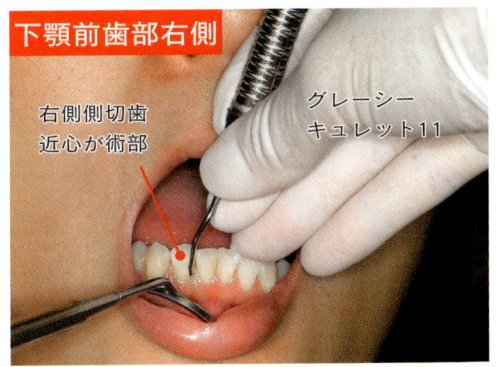

下顎前歯部右側　右側側切歯近心が術部　グレーシーキュレット11

下顎前歯部左側　左側側切歯遠心が術部　グレーシーキュレット11

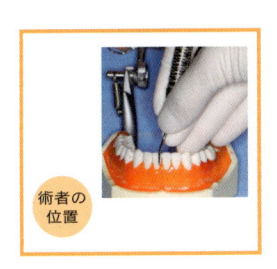

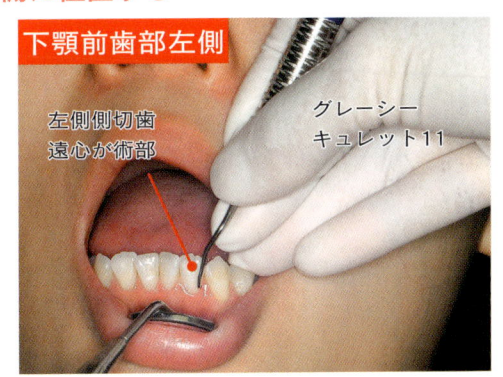

下顎前歯をフロントポジションで行う場合は、右側であれば近心に、左側であれば遠心にカッティングエッジがあたる。

バックポジション（パームダウン）　術者の位置

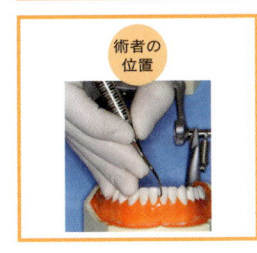

パームアップ、パームダウンについては、102ページ参照。

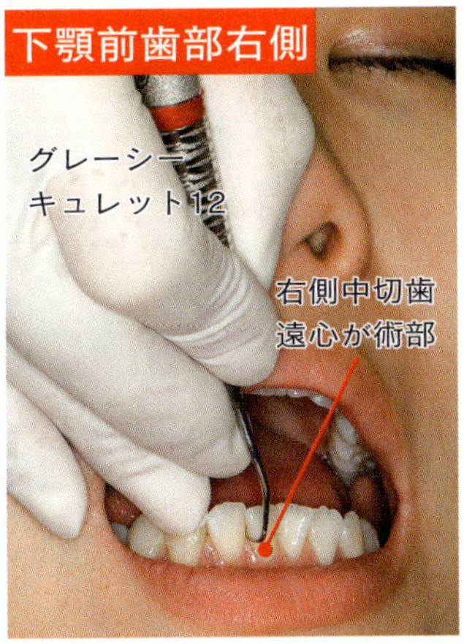

下顎前歯部右側　グレーシーキュレット12　右側中切歯遠心が術部

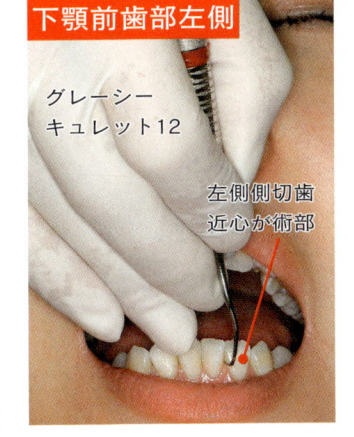

下顎前歯部左側　グレーシーキュレット12　左側側切歯近心が術部

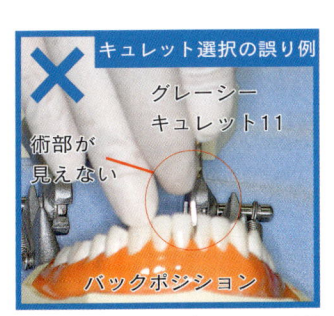

× キュレット選択の誤り例　グレーシーキュレット11　術部が見えない　バックポジション

下顎前歯をバックポジションで行う場合にグレーシーキュレット11を選択すると、術野が見えない（歯面と第一シャンクは平行）。

下顎前歯をバックポジションで行う場合は、右側であれば遠心に、左側であれば近心にカッティングエッジがあたる。視野が確保できるようレストを遠くに置き、ハンドル部が自分側に倒れていることがポイント。

カッティングエッジの方向で選択……グレーシーキュレット13/14

グレーシーキュレット13/14は、屈曲の内側にカッティングエッジがある

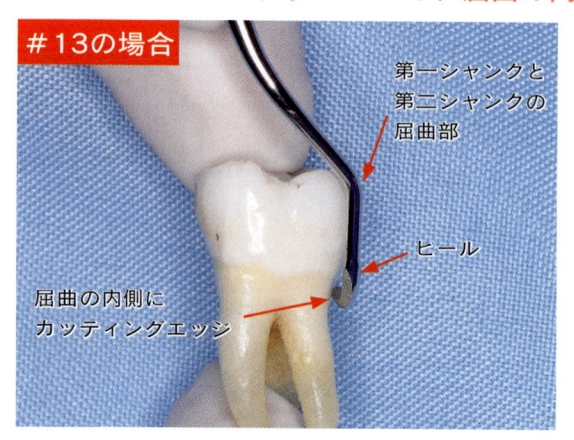

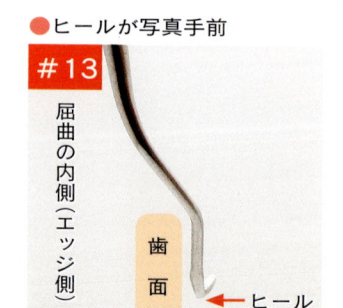

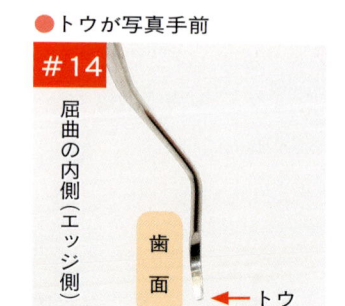

#13の場合

- 第一シャンクと第二シャンクの屈曲部
- ヒール
- 屈曲の内側にカッティングエッジ

● ヒールが写真手前　　● トウが写真手前

#13 屈曲の内側（エッジ側）／歯面　←ヒール

#14 屈曲の内側（エッジ側）／歯面　←トウ

トウ、ヒールがどちらを向くか（自分の側か、自分から外側か）、またパームアップ、パームダウン（102ページ参照）によってもキュレットを使い分けることで、適切なキュレットの把持ができ、術野を確保できる。

グレーシーキュレット13/14の場合、エッジは自分の側に位置する

フロントポジション（パームアップ）　術者の位置

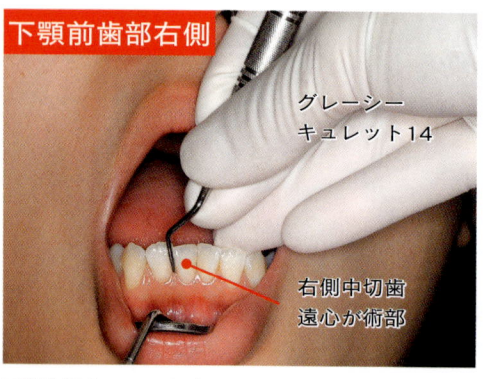

下顎前歯部右側 — グレーシーキュレット14／右側中切歯遠心が術部

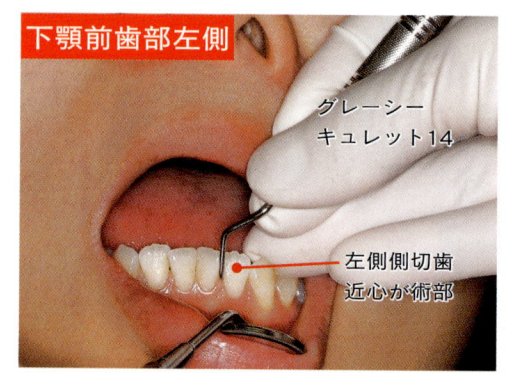

下顎前歯部左側 — グレーシーキュレット14／左側側切歯近心が術部

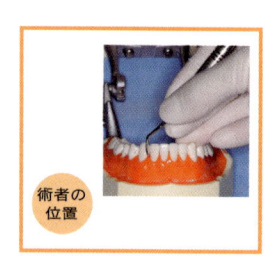

下顎前歯をフロントポジションで行う場合は、右側であれば遠心に、左側であれば近心にカッティングエッジがあたる。

バックポジション（パームダウン）　術者の位置

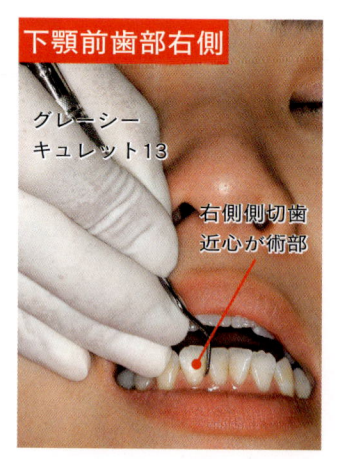

下顎前歯部右側 — グレーシーキュレット13／右側側切歯近心が術部

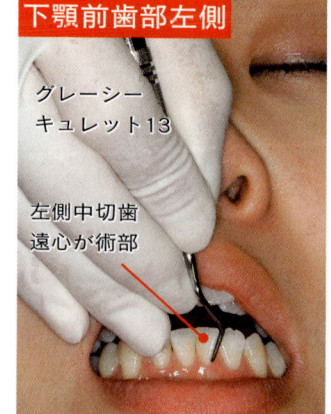

下顎前歯部左側 — グレーシーキュレット13／左側中切歯遠心が術部

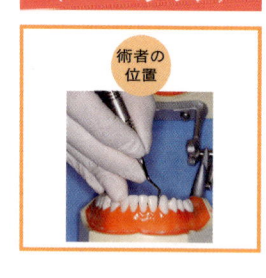

下顎前歯をバックポジションで行う場合は、右側であれば近心に、左側であれば遠心にカッティングエッジがあたる。視野が確保できるようレストを遠くに置き、ハンドル部が自分側に倒れていることがポイント。

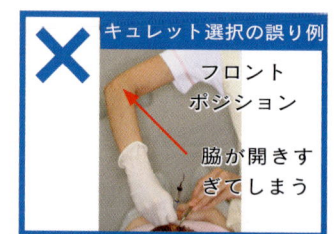

✕ キュレット選択の誤り例 フロントポジション／脇が開きすぎてしまう

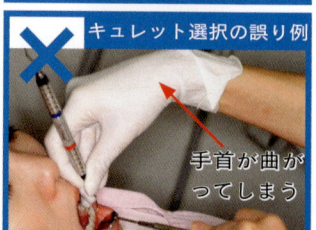

✕ キュレット選択の誤り例 手首が曲がってしまう

下顎前歯をフロントポジションで行う場合にグレーシーキュレット12を選択すると、脇が開いたり、手首が曲がってしまう。

STEP10 キュレット選択の基本の考え方

シャンクの角度でレストの位置がかわる

- 同じ部位でも、キュレットが違うとレストの位置が変わります。
- レストが作業歯に近ければ、大きな力で作業ができ大きな歯石や硬く強固な縁下歯石除去、また繊細な作業に向きます。
- レストが遠くなるほど術野の視野は広がりますが、大きな力や繊細な作業は苦手です。
- グレーシーキュレット11～14のようにシャンクに角度がある場合は、レストが作業歯から離れます。

歯軸と第一シャンクが平行になることが基本 ▶▶▶ シャンクの角度でレストの位置が変わる

グレーシーキュレット 5/6 ストレート #6
右側中切歯 近心が術部
第一シャンクと歯面が平行
レストは中切歯

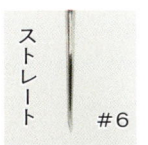

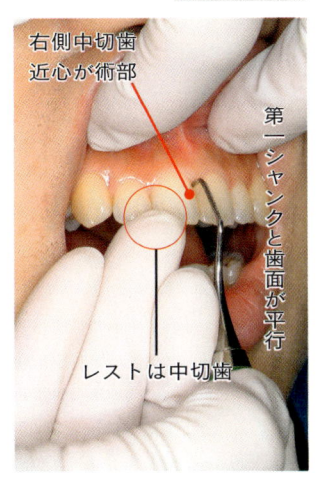

グレーシーキュレット1～10のようにストレートシャンクの場合は、レストは作業歯の真上か隣接歯になる。

グレーシーキュレット 11/12 屈曲あり #11
左側中切歯 近心が術部
第一シャンクと歯面が平行
レストは側切歯

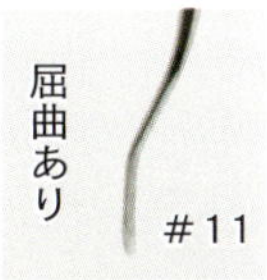

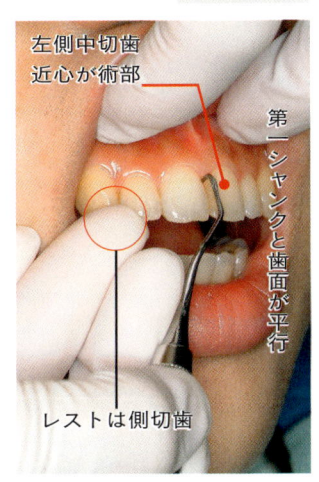

フロントポジションからの対応。カッティングエッジは自分から遠い側に位置するために術野が広がる。

グレーシーキュレット 13/14 著しく屈曲 #14
右側中切歯 近心が術部
第一シャンクと歯面が平行
レストは犬歯

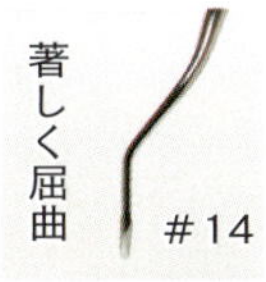

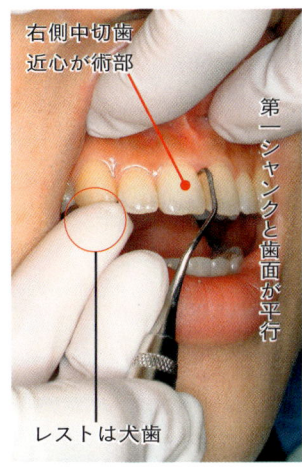

フロントポジションからの対応。カッティングエッジは自分側にあるが、レストは術歯から遠くに位置する。その分、視野は大きく広がる。

NOTICE!

臨床では、必ずしも基本どおりにはいかない。基本は第一シャンクと歯面が平行になること。さまざまな状況でもこれを守り、状況に応じて判断し、適切なキュレットを選択することが大切。以下、ポイント。

①口腔が小さい、大きく開けられない、歯列不正、またポジショニングや患者さんの顔を横に向けることが難しい場合は、シャンクに角度があるものの方が作業しやすい

②歯肉縁下に大きく硬い歯石がある場合は、できるだけ固定点は作業歯に近いところがよいため、このような場合はストレートシャンクが好ましい

③シャンクの屈曲度とレスト、ポジションの関係を練習しながら理解する

STEP 11

ポジショニング

7～1時が基本の仕事エリアです

田島 菜穂子

本項では、右ききを前提としています。

ポジショニングで大切なこと

1. 基本の5つのポジションをマスターする
2. 誤ったポジショニングは、機能的にも身体的にも問題がある
3. 部位ごとに基本のポジションはあるが、ポジションはキュレットや患者さんの状態によっても変わることを理解する

状況に応じての対応があります

　歯の解剖学的形態、部位や歯の位置（叢生、捻転、傾斜など）、歯肉の状態（形態、退縮など）、患者さんの開口度により、基本からはずれて動くこともあります。術者だけでなく、患者さんの下顎の位置や頭の向きも動かし工夫しましょう。使用するユニットやチェア、患者さんの体格、苦痛、全身症状によっても基本どおりにいかないことがあります。

(STEP11で取り上げるキュレットは、LMインスツルメント社製(白水貿易))

STEP11 **ポジショニング**

誤ったポジショニングがいけない理由

・器具の当てる位置、角度が決まらない
・機能的でないので、時間がかかる
・血流が悪くなり、体がこり、疲れる
・姿勢も悪くなり、余計な力がたまる
・美しくないばかりか、下手に見えてしまう

ポジションは5つ

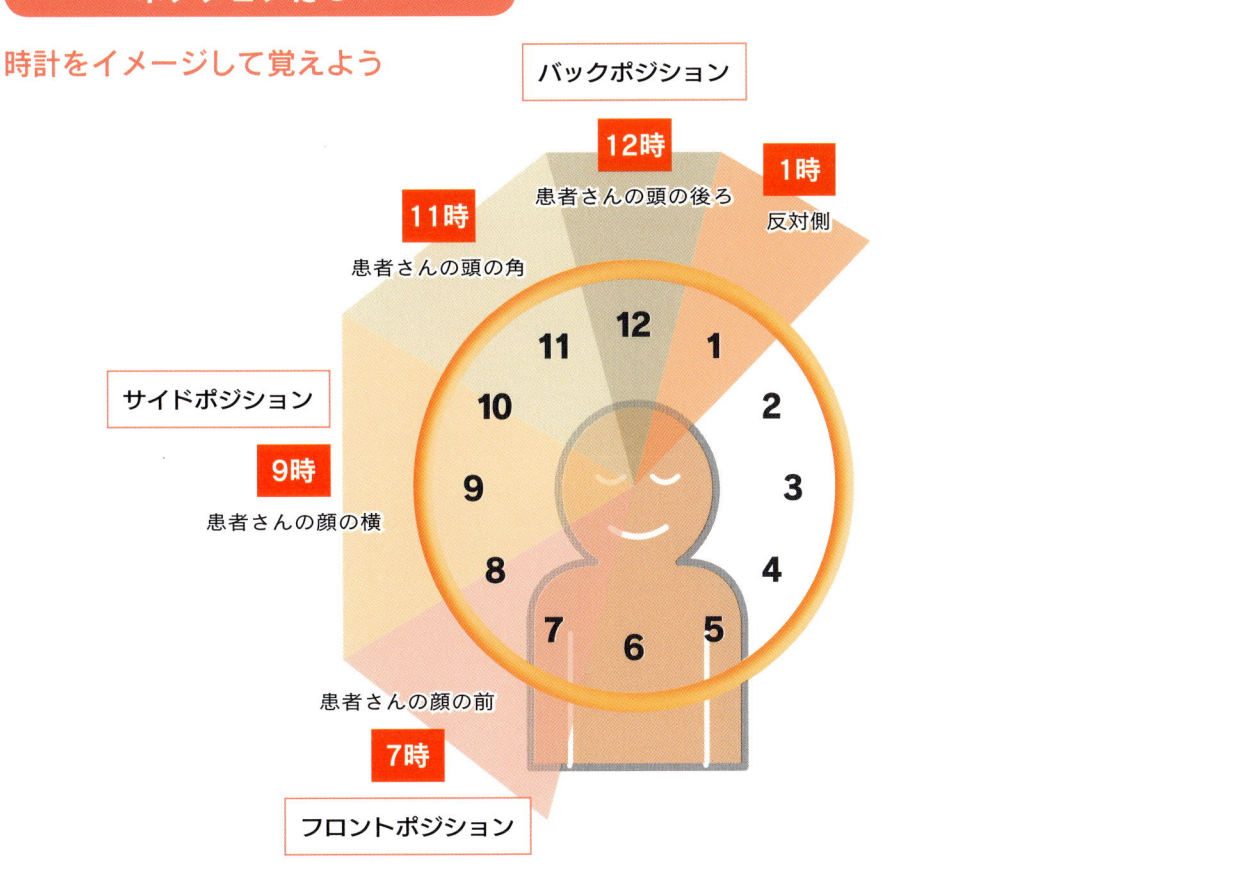

時計をイメージして覚えよう

バックポジション
- **12時** 患者さんの頭の後ろ
- **11時** 患者さんの頭の角
- **1時** 反対側

サイドポジション
- **9時** 患者さんの顔の横

フロントポジション
- **7時** 患者さんの顔の前

範囲はあくまでも目安です。基本の範囲の中で自分が施術しやすい位置を探しましょう。

患者さんの状態や選択するキュレット、使用するユニットなどにより、ポジショニングは変わります。次ページ以降で示すポジショニングの写真は、あくまでも1例として撮影したものです。これらを参考にしながら、応用していきましょう。

下顎　前歯　左側　舌側

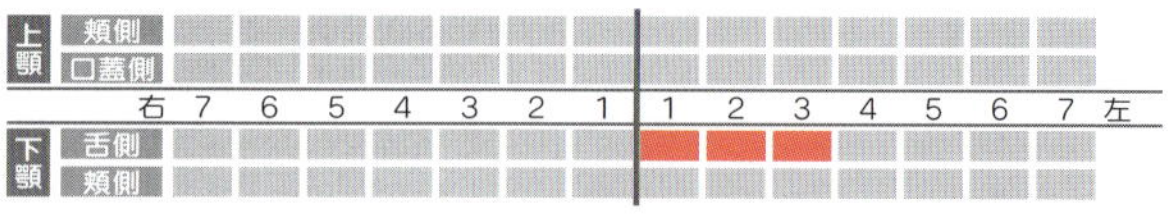

		右 7 6 5 4 3 2 1	1 2 3 4 5 6 7 左	
上顎	頬側			
	口蓋側			
下顎	舌側		■■■	
	頬側			

フロントポジション

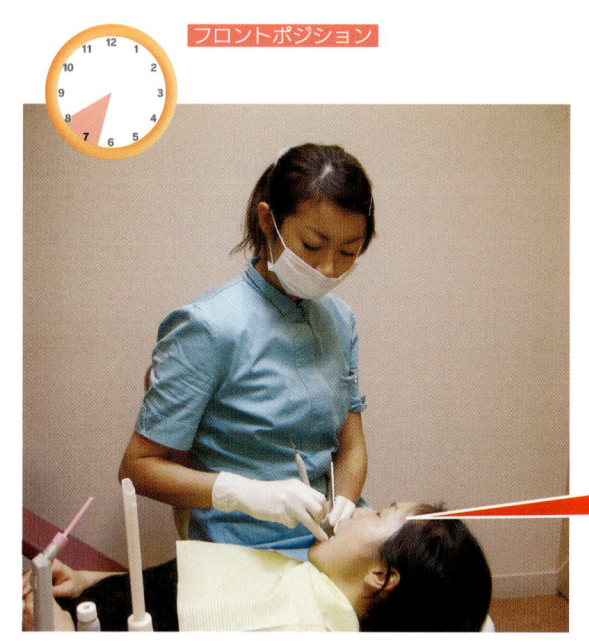

下顎を下に引く
少し術者側に向く（右側）

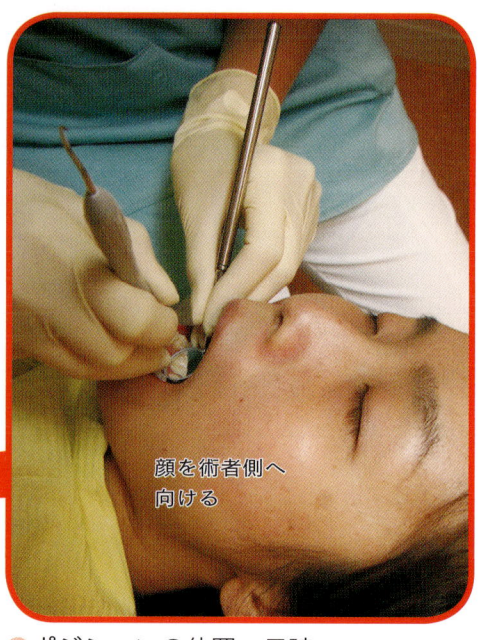

顔を術者側へ向ける

- ポジションの位置：7時
- 使用器具：グレーシーキュレット1/2

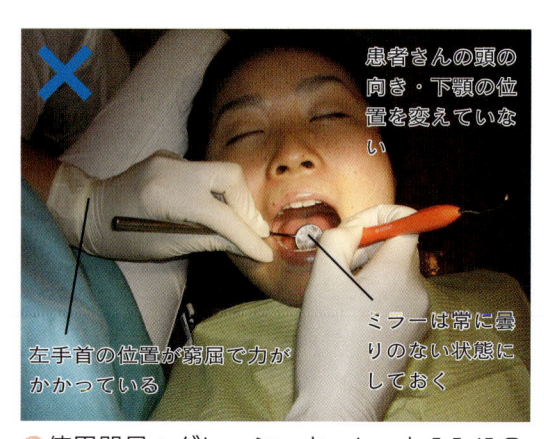

✗
患者さんの頭の向き・下顎の位置を変えていない
左手首の位置が窮屈で力がかかっている
ミラーは常に曇りのない状態にしておく

- 使用器具：グレーシーキュレット11/12

ここを変えよう

☐ ポジションを8時の位置に移動させる
☐ 患者さんの頭部を右側に傾ける
☐ 患者さんの下顎を下に引く

下顎前歯口唇の排除

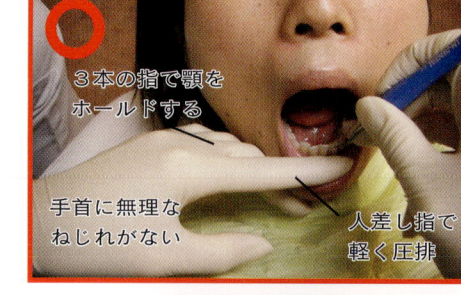

○
3本の指で顎をホールドする
手首に無理なねじれがない
人差し指で軽く圧排

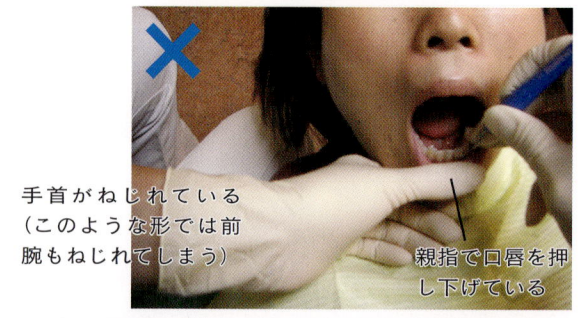

✗
手首がねじれている（このような形では前腕もねじれてしまう）
親指で口唇を押し下げている

- 使用器具：グレーシーキュレット13/14

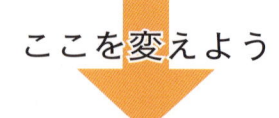

STEP11 **ポジショニング**

下顎　前歯　左側　唇側

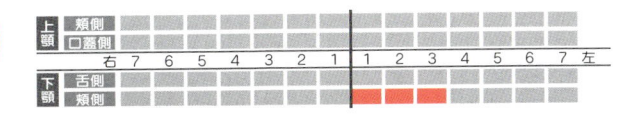

上顎 頬側															
口蓋側															
	右 7	6	5	4	3	2	1	1	2	3	4	5	6	7 左
下顎 舌側															
頬側															

フロントポジション

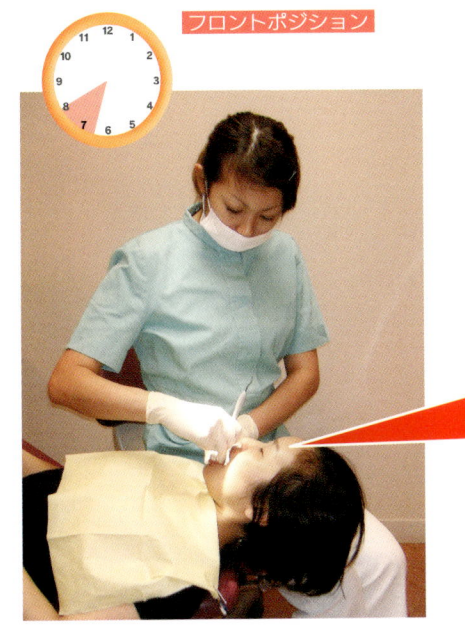

下顎を下に引く

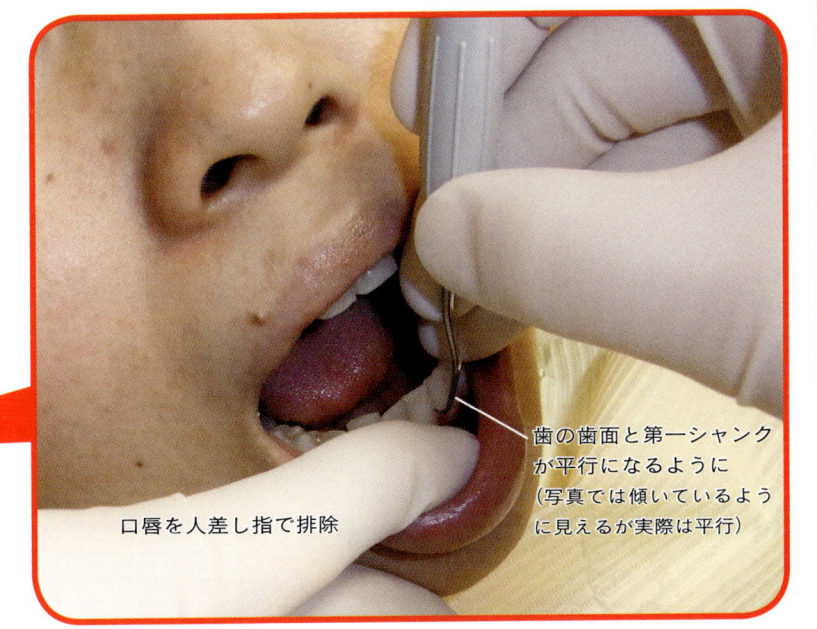

口唇を人差し指で排除

歯の歯面と第一シャンクが平行になるように（写真では傾いているように見えるが実際は平行）

● ポジションの位置：7時
● 使用器具：グレーシーキュレット1/2

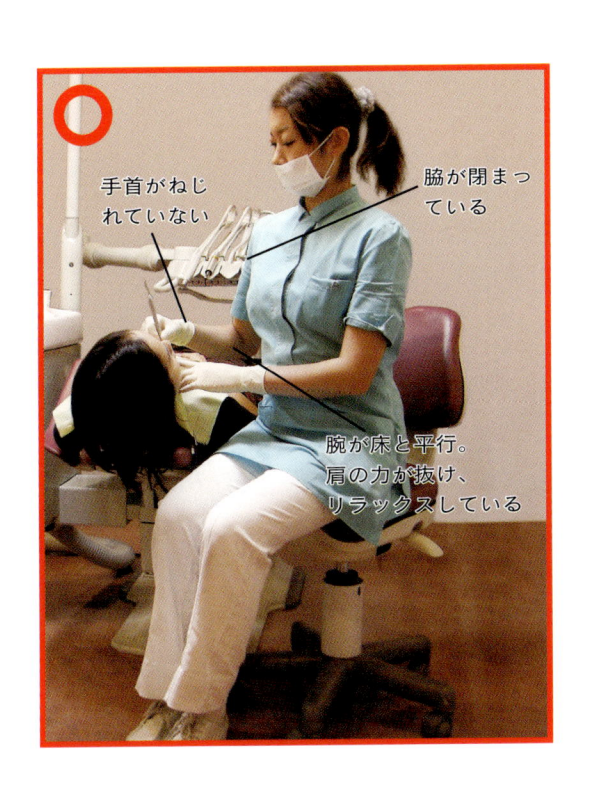

○
手首がねじれていない
脇が閉まっている
腕が床と平行。肩の力が抜け、リラックスしている

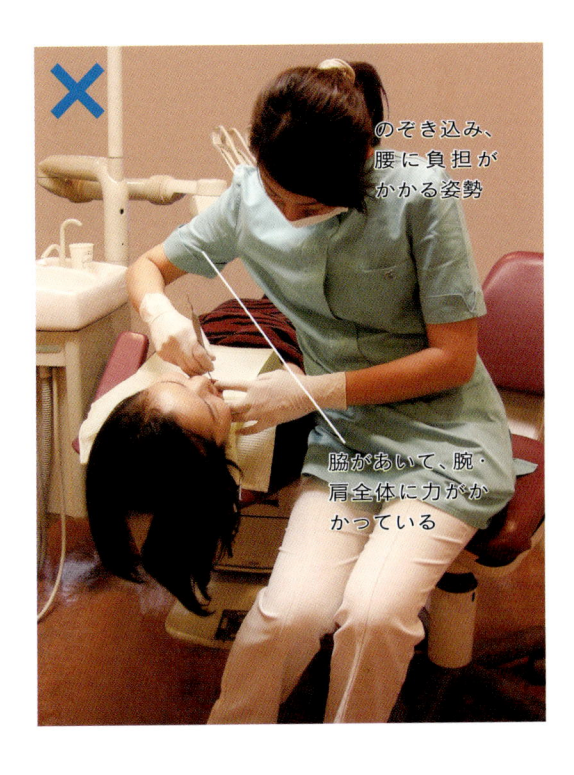

×
のぞき込み、腰に負担がかかる姿勢
脇があいて、腕・肩全体に力がかかっている

87

下顎　前歯　右側　舌側

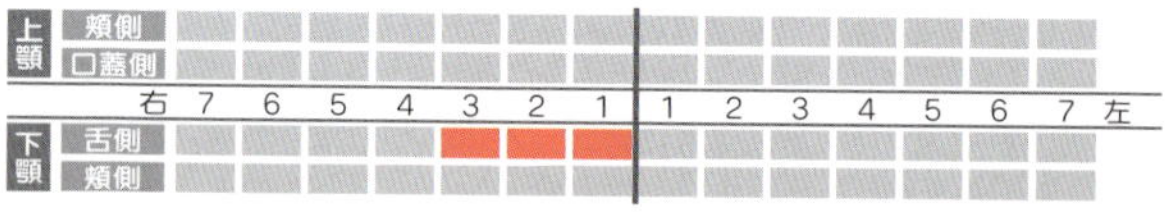

上顎	頬側／口蓋側
	右 7 6 5 4 3 2 1 ｜ 1 2 3 4 5 6 7 左
下顎	舌側／頬側

バックポジション

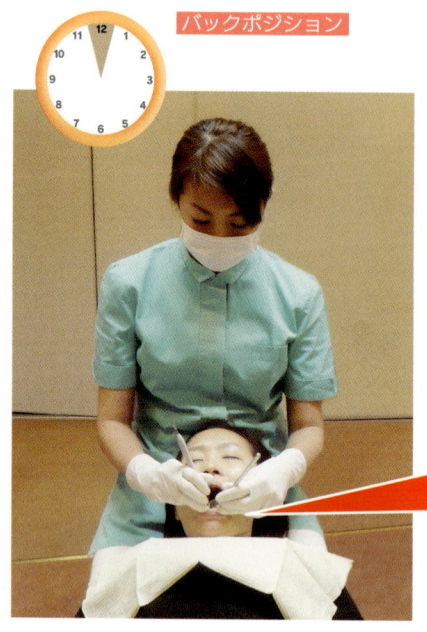

ミラーにて歯面と第一シャンクが平行になっているか確認する

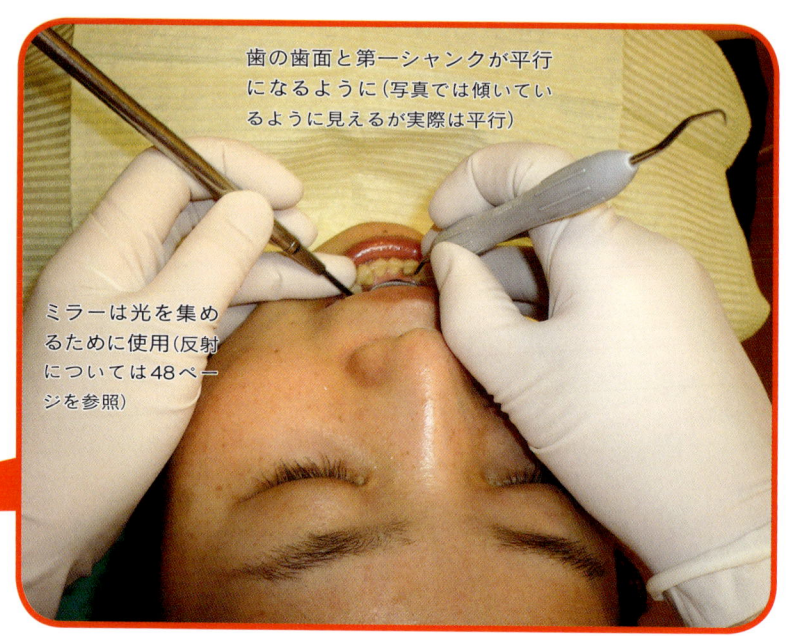

歯の歯面と第一シャンクが平行になるように（写真では傾いているように見えるが実際は平行）

ミラーは光を集めるために使用（反射については48ページを参照）

- ポジションの位置：12時
- 使用器具：グレーシーキュレット1/2

ミラーの保持

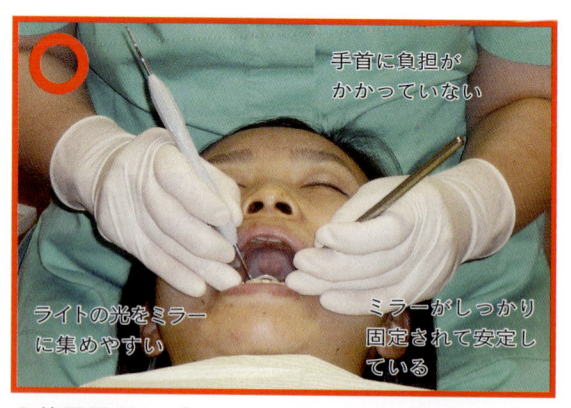

〇
- ライトの光をミラーに集めやすい
- 手首に負担がかかっていない
- ミラーがしっかり固定されて安定している

×
- 指先でミラーを支えているため、手首に負担がかかり、不安定

- 使用器具：グレーシーキュレット1/2

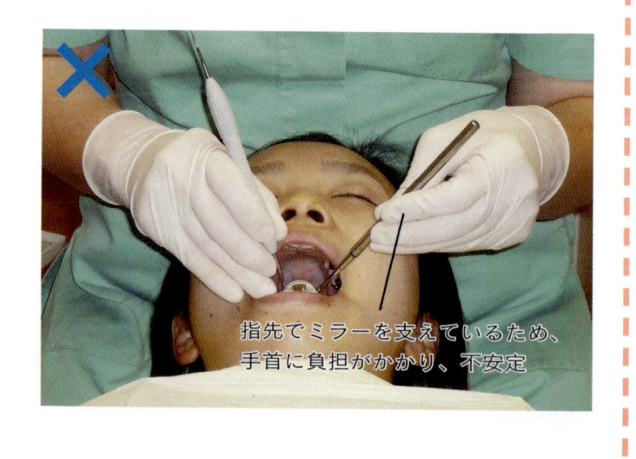

STEP11 **ポジショニング**

下顎 前歯 右側 唇側

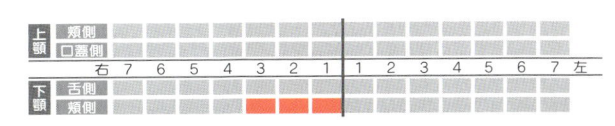

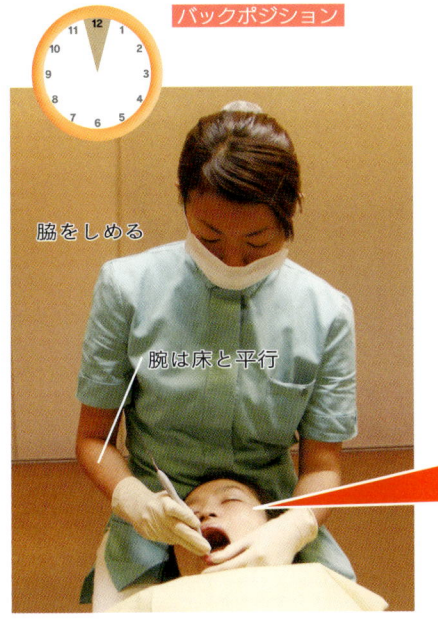

バックポジション

脇をしめる

腕は床と平行

下顎を下に引き、顔を右へ向ける

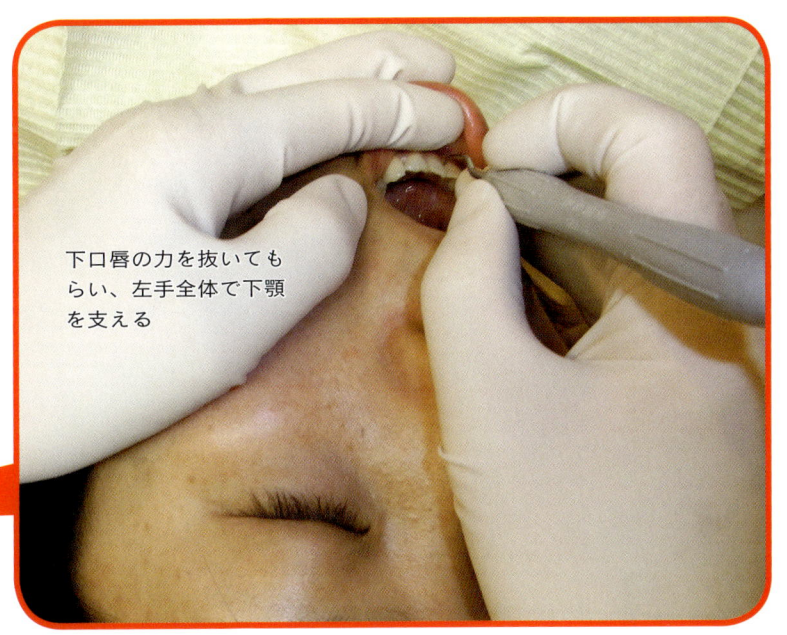

下口唇の力を抜いてもらい、左手全体で下顎を支える

- ポジションの位置：12時
- 使用器具：グレーシーキュレット1/2

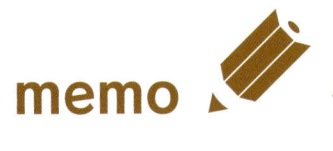

memo

気づいた点や自分のくせなどをメモしよう

上顎　前歯　左側　口蓋側

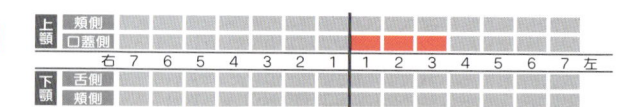

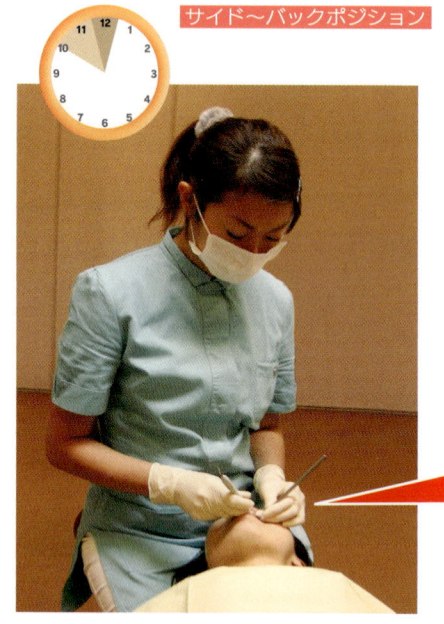

サイド〜バックポジション

顔を術者側（右側）へ向ける
床と咬合面の角度は約90°

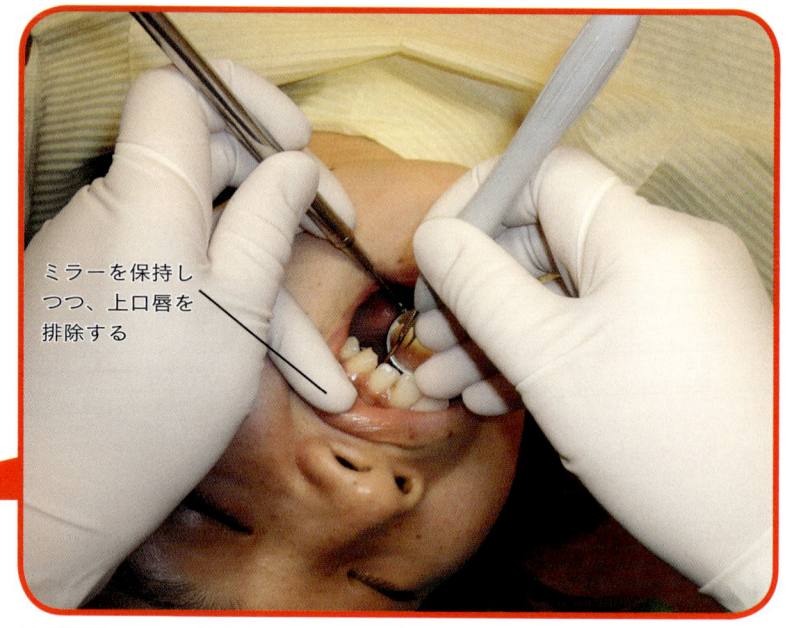

ミラーを保持しつつ、上口唇を排除する

- ポジションの位置：11〜12時
- 使用器具：グレーシーキュレット1/2

上顎　前歯　左側　唇側

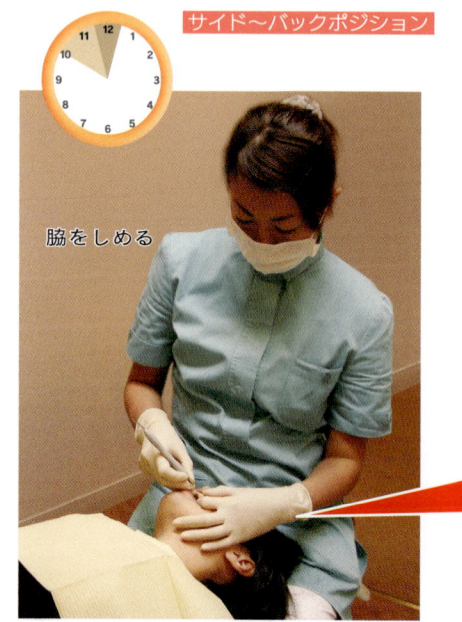

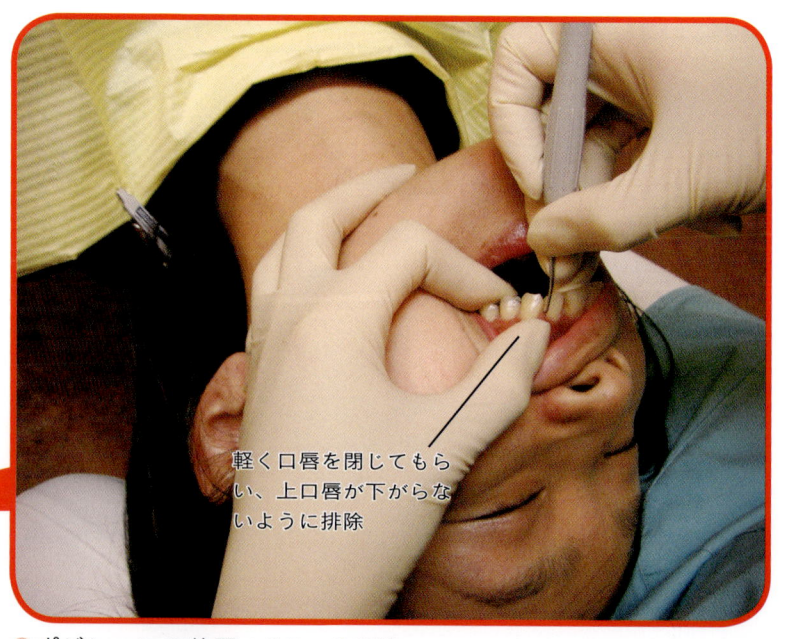

サイド〜バックポジション

脇をしめる

顔を術者側（右側）へ向ける

軽く口唇を閉じてもらい、上口唇が下がらないように排除

- ポジションの位置：11〜12時
- 使用器具：グレーシーキュレット1/2

STEP11 **ポジショニング**

上顎　前歯　右側　口蓋側

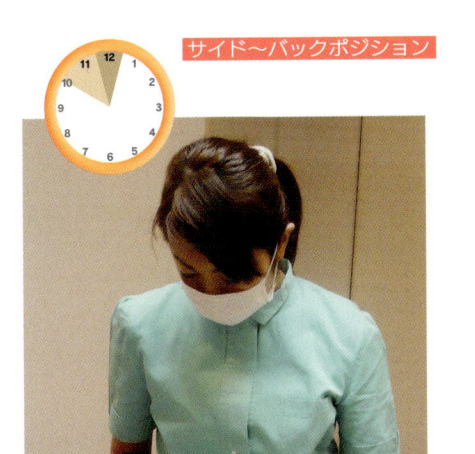

上顎	頬側															
	口蓋側															
		右 7	6	5	4	3	2	1	1	2	3	4	5	6	7 左
下顎	舌側															
	頬側															

サイド〜バックポジション

下顎を上に上げる
顔を術者側（右側）へ向ける

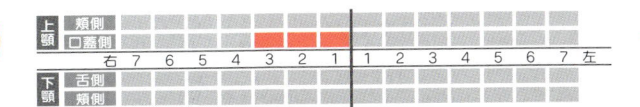

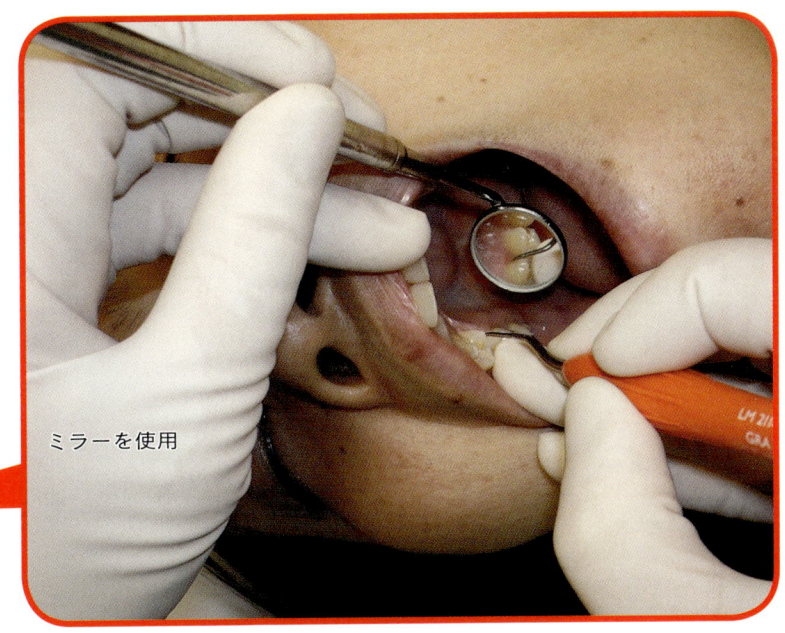

ミラーを使用

- ポジションの位置：11〜12時
- 使用器具：グレーシーキュレット11/12

✕

体を近づけすぎて、のぞき込んでいる

患者さんの下顎が下がっている

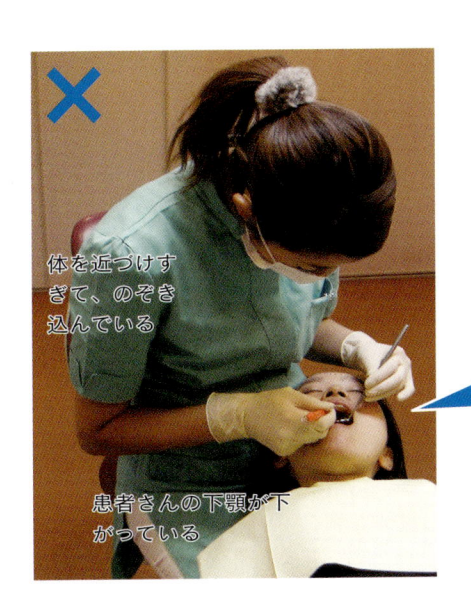

顔が正面を向いている

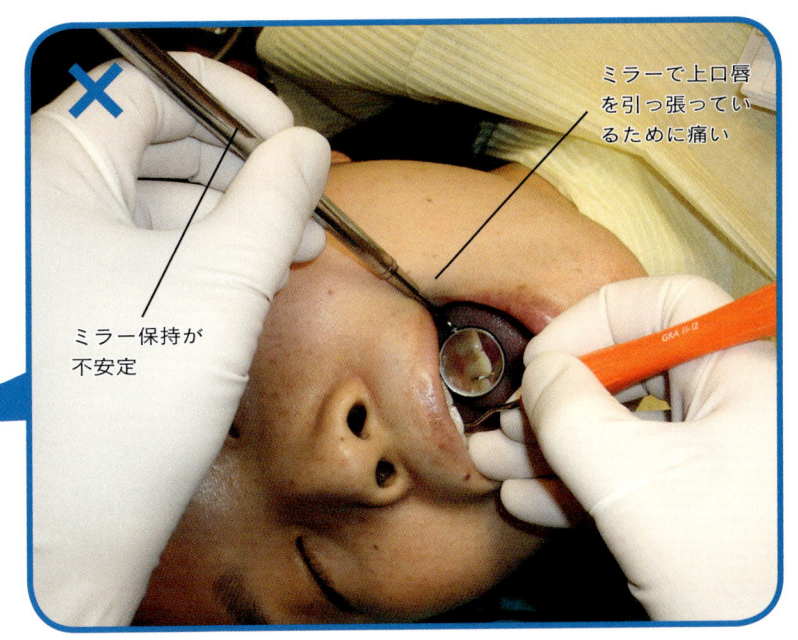

✕

ミラーで上口唇を引っ張っているために痛い

ミラー保持が不安定

- ポジションの位置：11〜12時
- 使用器具：グレーシーキュレット11/12

91

上顎　前歯　右側　唇側

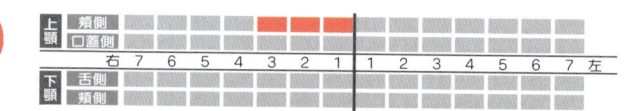

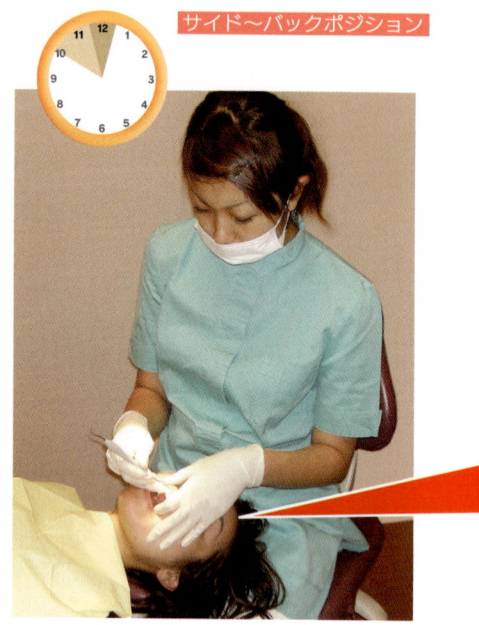

サイド〜バックポジション

下顎を上に上げる
顔を術者と反対側（左側）へ少し傾ける

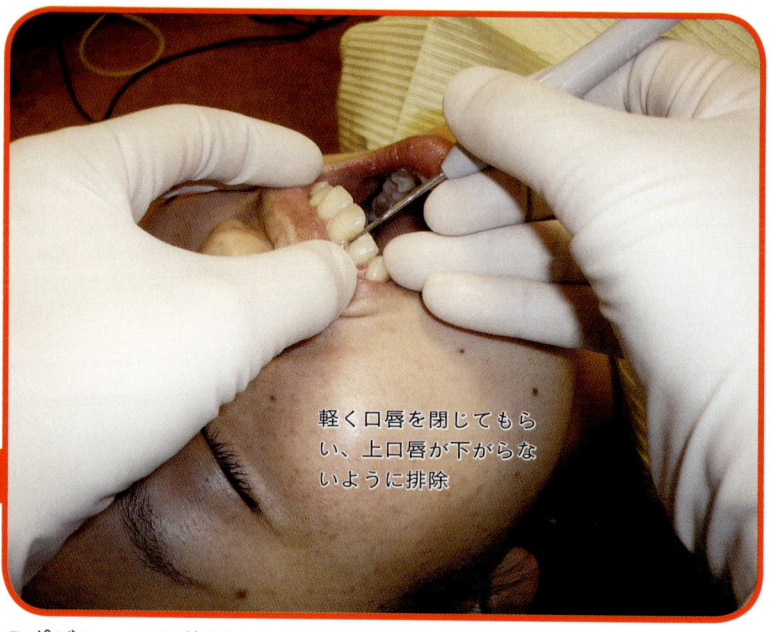

軽く口唇を閉じてもらい、上口唇が下がらないように排除

- ポジションの位置：11〜12時
- 使用器具：グレーシーキュレット1/2

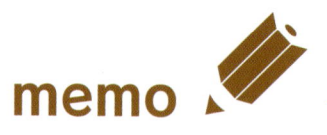

memo 気づいた点や自分のくせなどをメモしよう

STEP11 **ポジショニング**

下顎 右側 舌側

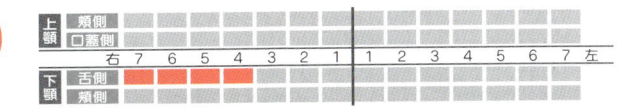

		頬側													
上顎	口蓋側														
		右 7	6	5	4	3	2	1	1	2	3	4	5	6	7 左
下顎	舌側														
	頬側														

バックポジション

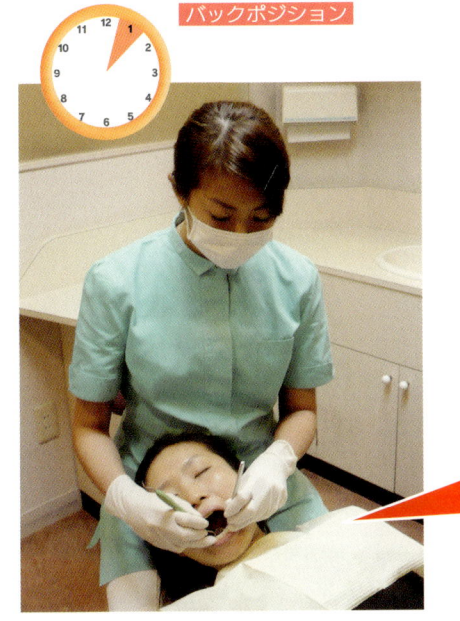

顔を術者と反対側（右側）へ傾ける

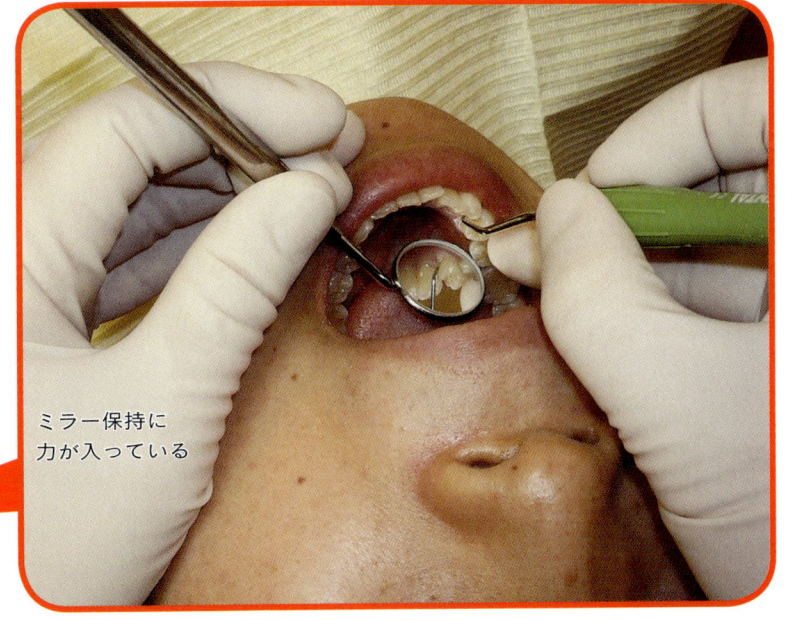

ミラー保持に力が入っている

- ポジションの位置：1時
- 使用器具：グレーシーキュレット7/8

フロント〜サイドポジション

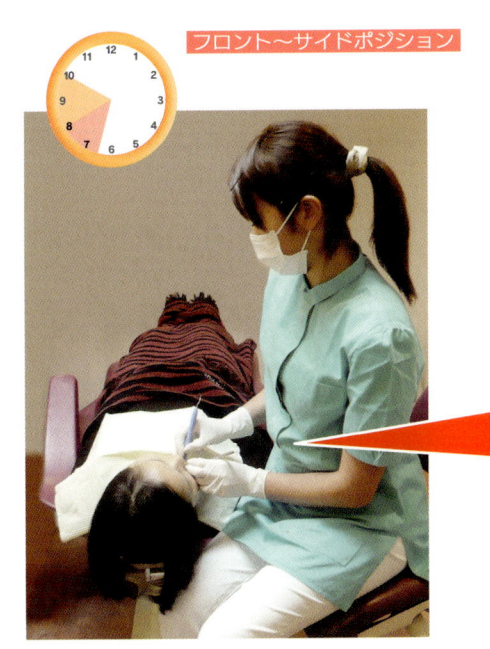

顔を正面かやや術者側（右側）へ傾ける

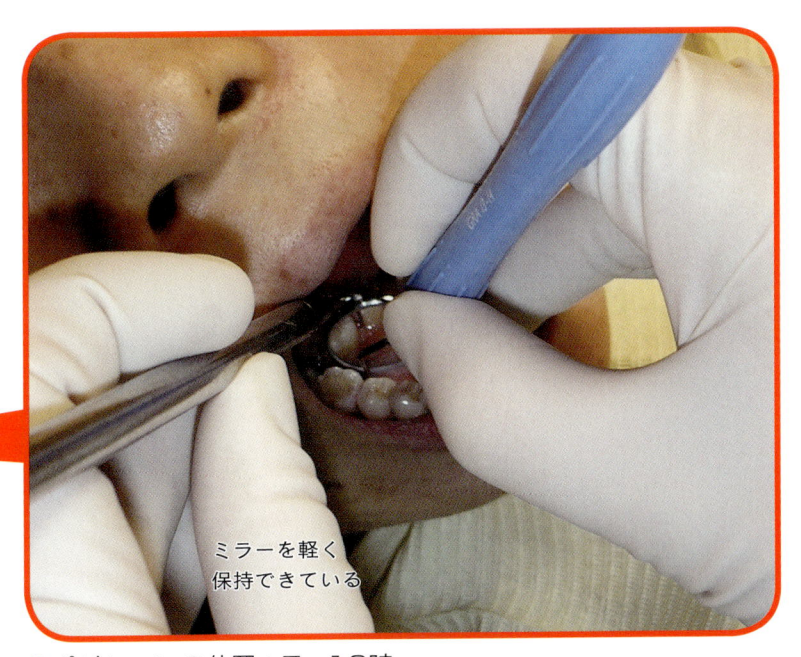

ミラーを軽く保持できている

- ポジションの位置：7〜10時
- 使用器具：グレーシーキュレット13/14

93

下顎　右側　頬側

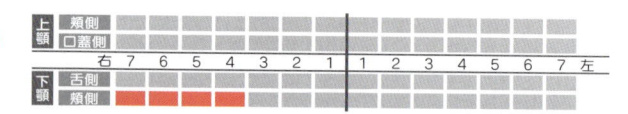

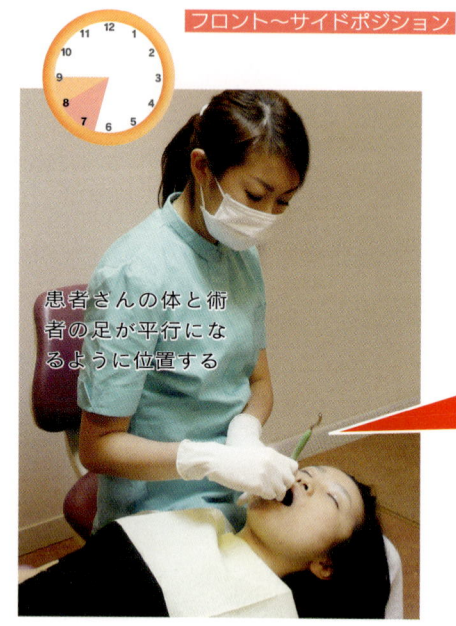

フロント〜サイドポジション

患者さんの体と術者の足が平行になるように位置する

顔を正面かやや術者と反対側（左側）へ傾ける

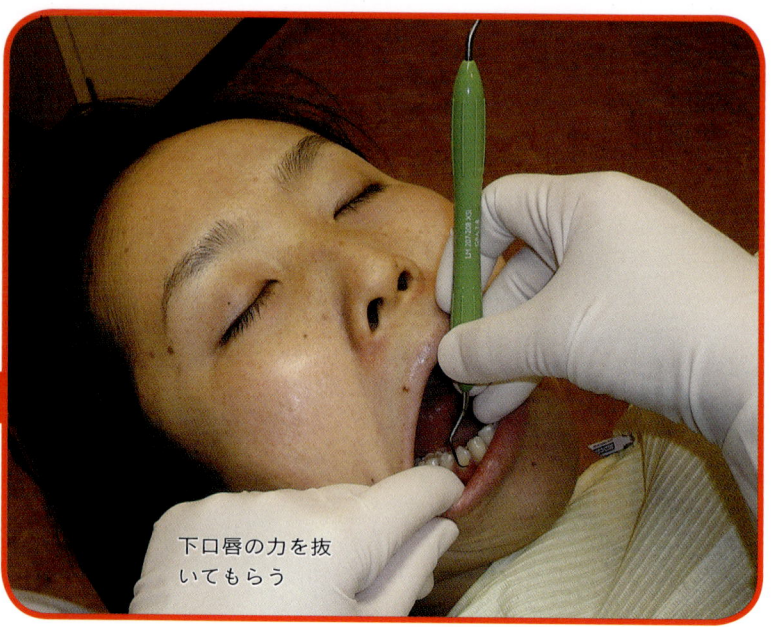

下口唇の力を抜いてもらう

●ポジションの位置：7〜8時
●使用器具：グレーシーキュレット7/8

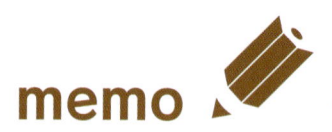

memo

気づいた点や自分のくせなどをメモしよう

STEP11 **ポジショニング**

下顎　左側　頬側

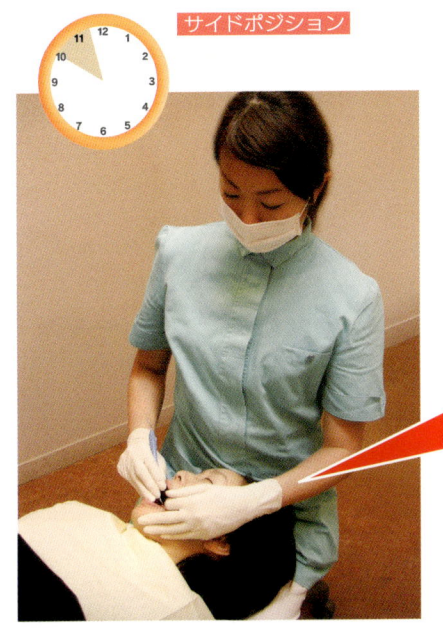

サイドポジション

顔を術者側（右側）に傾ける

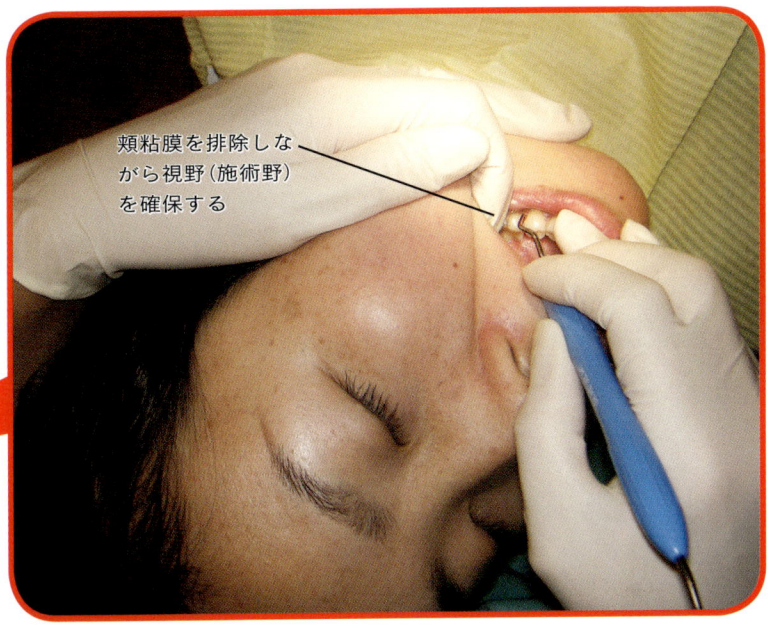

頬粘膜を排除しながら視野（施術野）を確保する

- ポジションの位置：11時
- 使用器具：グレーシーキュレット13/14、11/12

下顎　左側　舌側

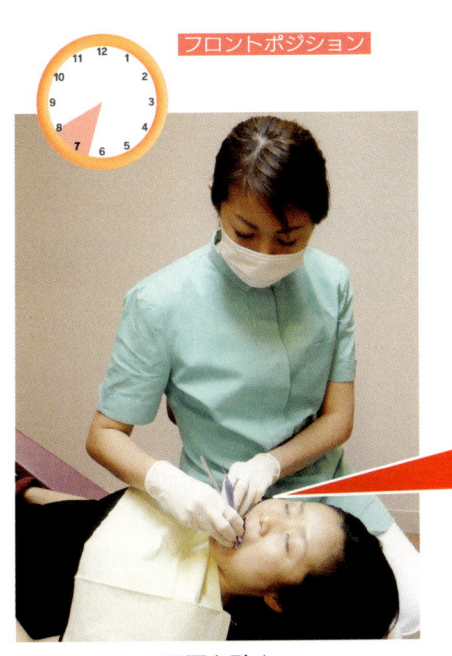

フロントポジション

下顎を引く
顔を術者と反対側（左側）に傾ける

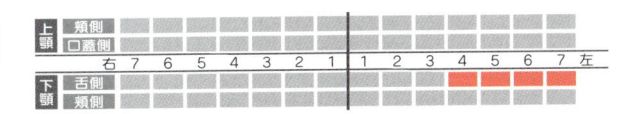

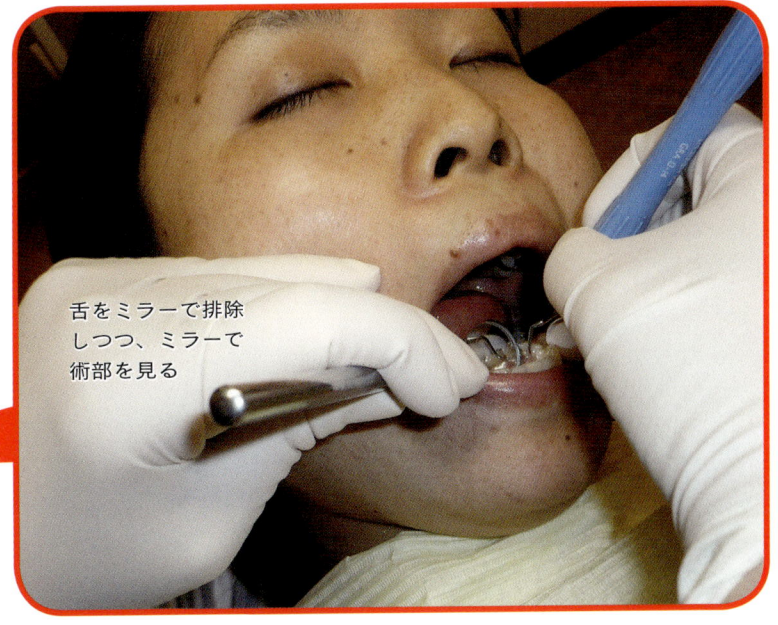

舌をミラーで排除しつつ、ミラーで術部を見る

- ポジションの位置：7時
- 使用器具：グレーシーキュレット13/14、11/12

上顎　右側　頬側

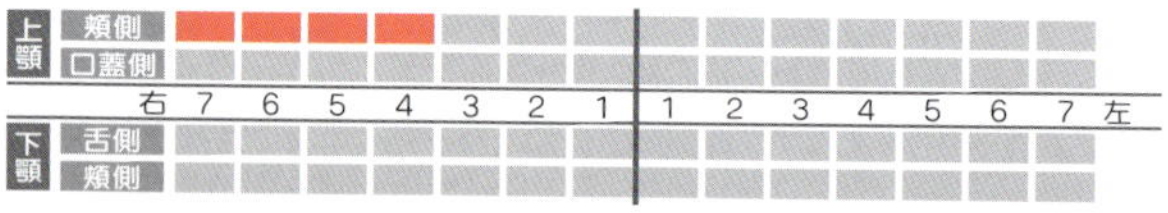

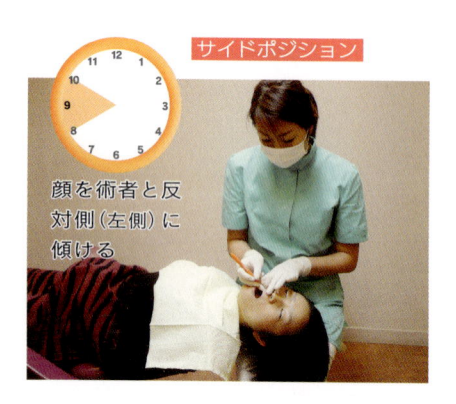

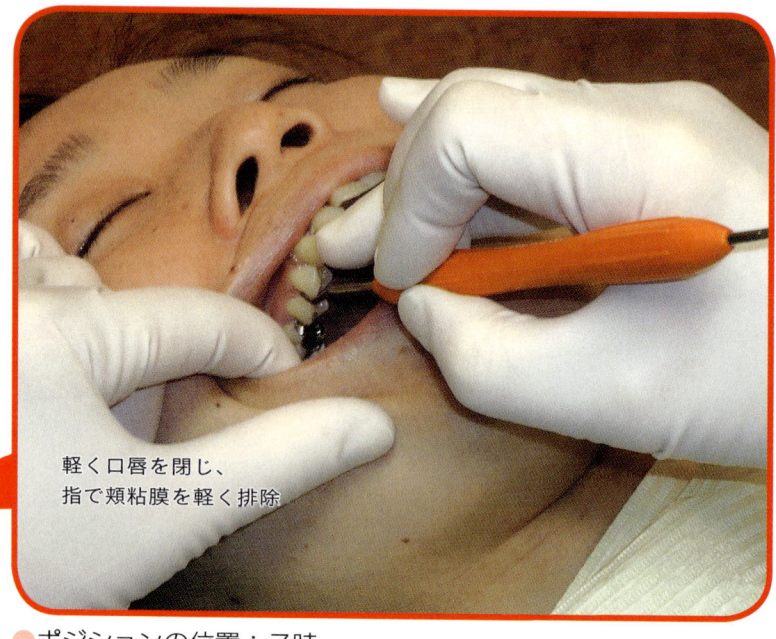

サイドポジション
顔を術者と反対側（左側）に傾ける

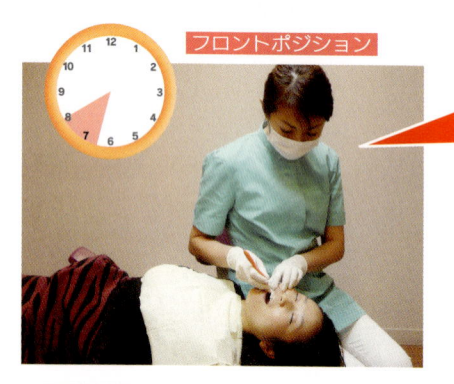

フロントポジション

軽く口唇を閉じ、指で頬粘膜を軽く排除

- ポジションの位置：7時
- 使用器具：グレーシーキュレット11/12

上顎　右側　口蓋側

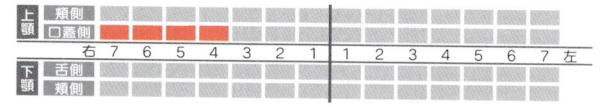

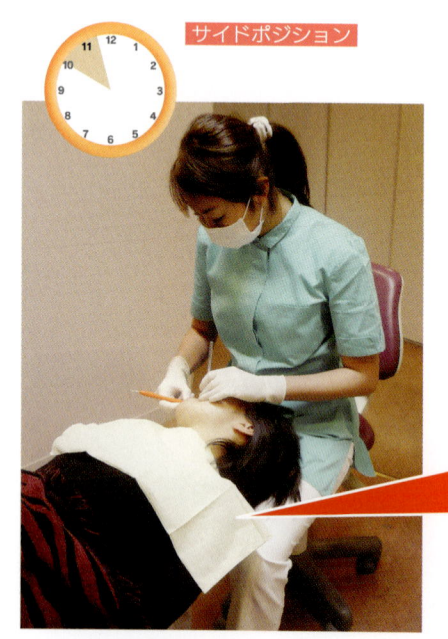

サイドポジション

顔を術者側（右側）へ傾ける

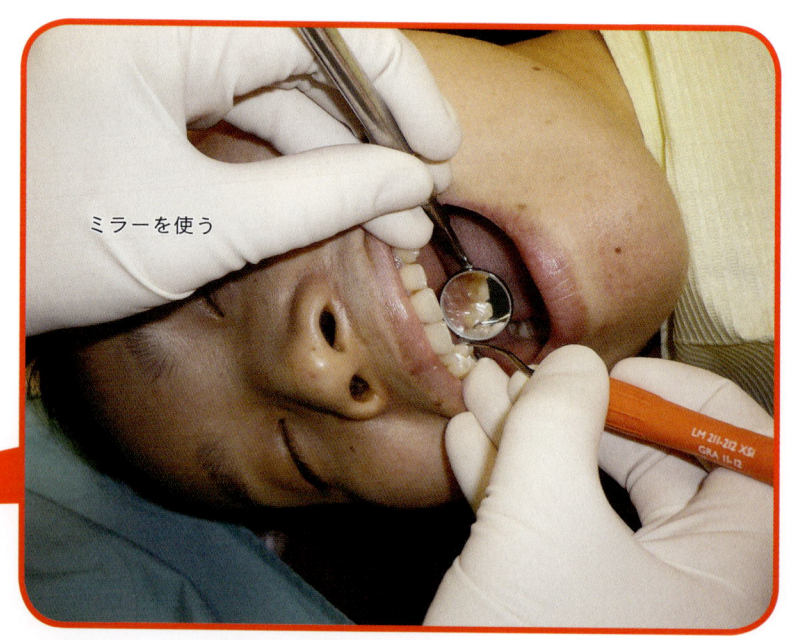

ミラーを使う

- ポジションの位置：11時
- 使用器具：グレーシーキュレット11/12

STEP11 ポジショニング

上顎　左側　頬側

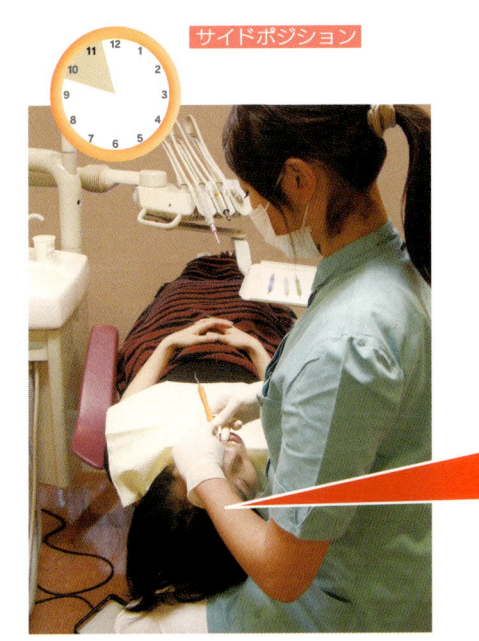

上顎	頬側																
	口蓋側											■	■	■	■	
		右7	6	5	4	3	2	1	1	2	3	4	5	6	7	左
下顎	舌側																
	頬側																

サイドポジション

顔を術者側（右側）へ傾ける

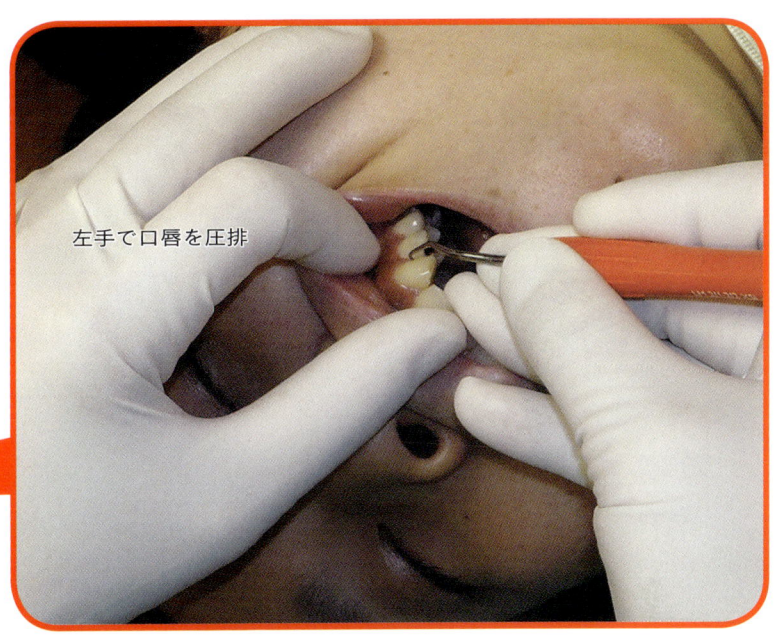

左手で口唇を圧排

● ポジションの位置：10～11時
● 使用器具：グレーシーキュレット11/12

上顎　左側　口蓋側

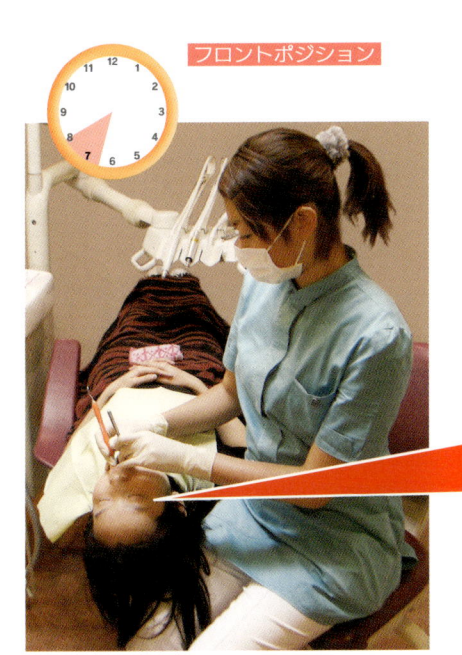

上顎	頬側																
	口蓋側											■	■	■	■	
		右7	6	5	4	3	2	1	1	2	3	4	5	6	7	左
下顎	舌側																
	頬側																

フロントポジション

顔を術者と反対側（左側）へ傾ける

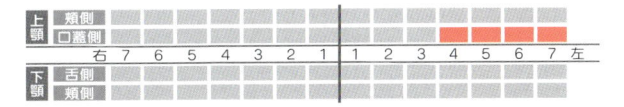

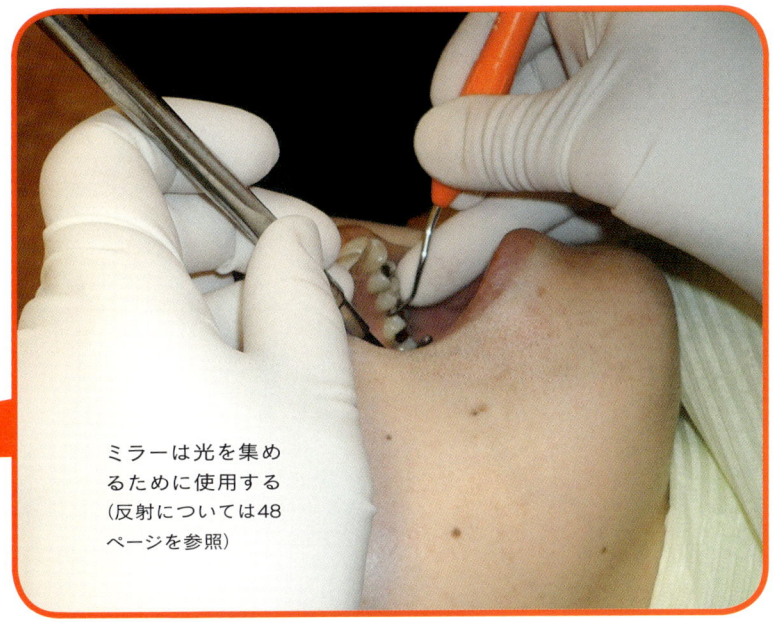

ミラーは光を集めるために使用する（反射については48ページを参照）

● ポジションの位置：7時
● 使用器具：グレーシーキュレット11/12

確認してみよう！ ★先輩や先生にもチェックしてもらおう！　check list ✓

□	目的部位に対するポジションの位置が頭に入っている	□	部位によってミラーを有効活用している
□	目的部位の操作時の患者さんの向きを適宜考えている	□	歯面と第一シャンクが平行な状態で操作できる
□	カッティングエッジの方向を理解している	□	レストの位置を把握している

Step Upのための Recommend book

■ **Fundamentals of Periodontal Instrumentation & Advanced Root Instrumentation, 6th ed.**
著：Nield-Gchrig JS
発行：Lippincott Williams & Wilkins

■ 歯科衛生士臨床のための Quint Study Club
新人歯科衛生士のための ペリオドンタルインスツルメンテーション
ハンド＆超音波スケーラーの基本操作とシャープニングテクニック
監修：沼部幸博
著　：伊藤　弘、藤橋　弘、安生朝子、長谷ますみ、田島菜穂子、風見健一
発行：クインテッセンス出版

■ **歯科衛生士のためのステップアップ！　歯周治療**
初診からメインテナンスまで
著　：大住祐子
発行：クインテッセンス出版

■ **歯科衛生士のためのクリニカルインストルメンテーション**
著　：佐々木妙子
発行：クインテッセンス出版

参考文献
1．シェリー・バーンズ．シェリー・バーンズの歯周インスツルメンテーションテクニック．デンタルハイジーン　2004;(24)6：520-534．
2．Nield-Gehrig JS. Fundamentals of Periodontal Instrumentation & Advanced Root Instrumentation, 6th ed. PA：Lippincott Williams & Wilkins, 2007.

STEP 12

スケーリング

バクテリアのすみかを除去しよう

大住 祐子

スケーリングで大切なこと（グレーシーキュレットの場合）

1. グレーシーキュレットの番号と使用部位を把握する
2. シャープニングできていること
3. 執筆状変法でしっかりと把持する
4. レストを取る
5. 始点と終点を決めて、第一シャンクを歯面と平行にする
6. ロッキングモーションとフィンガーモーションをマスターする

※ 器具の種類については123ページ参照

患者さんに伝えておくべきこと

・歯石は細菌のすみかであること
・歯石をとることは歯周病の治療の基本であること
・口腔内の現状
・ホームケアの協力が必要であること
・歯石除去後の注意事項

など

スケーリング(SRP)のスタート部位

スケーリングをブロックに分けて行う場合、どの部位から始めるのかは歯周疾患の程度や治療方針を把握したうえで、次のようなことも考慮する。
- 疾患の程度が比較的軽度で、現在痛みがない部位
- 患者さんのブラッシングのレベルが良好な部位や希望される部位
- 主訴と関係している部位
- 外科処置を行う、あるいは行わない部位

など

グレーシーキュレットの構造

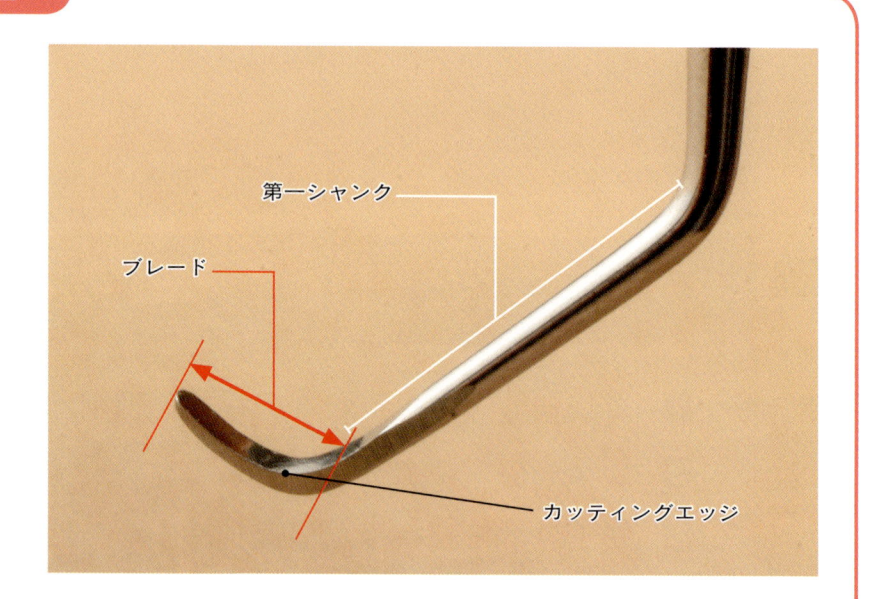

第一シャンク
ブレード
カッティングエッジ

シャープニングは不可欠

- スケーリングを安全で能率的に行うために不可欠です。
- 使用後は必ずシャープニング・滅菌して、次の患者さんに備えます(138ページ参照)。

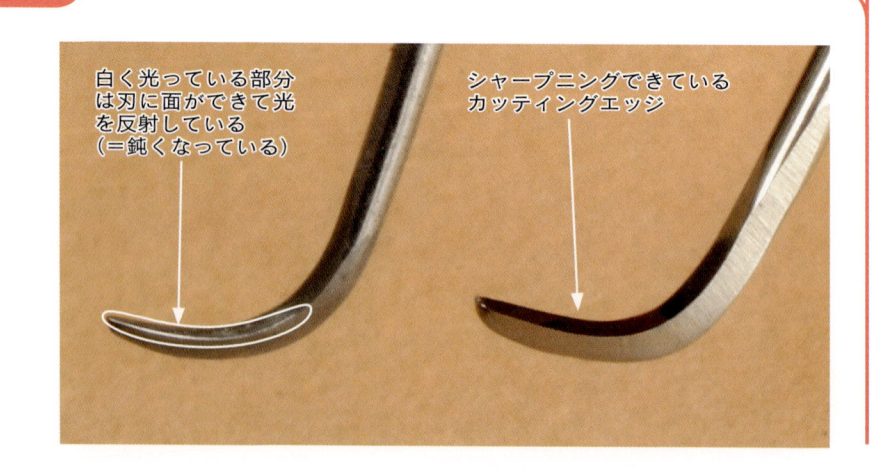

白く光っている部分は刃に面ができて光を反射している(=鈍くなっている)

シャープニングできているカッティングエッジ

STEP12 **スケーリング**

執筆状変法でしっかりと把持する

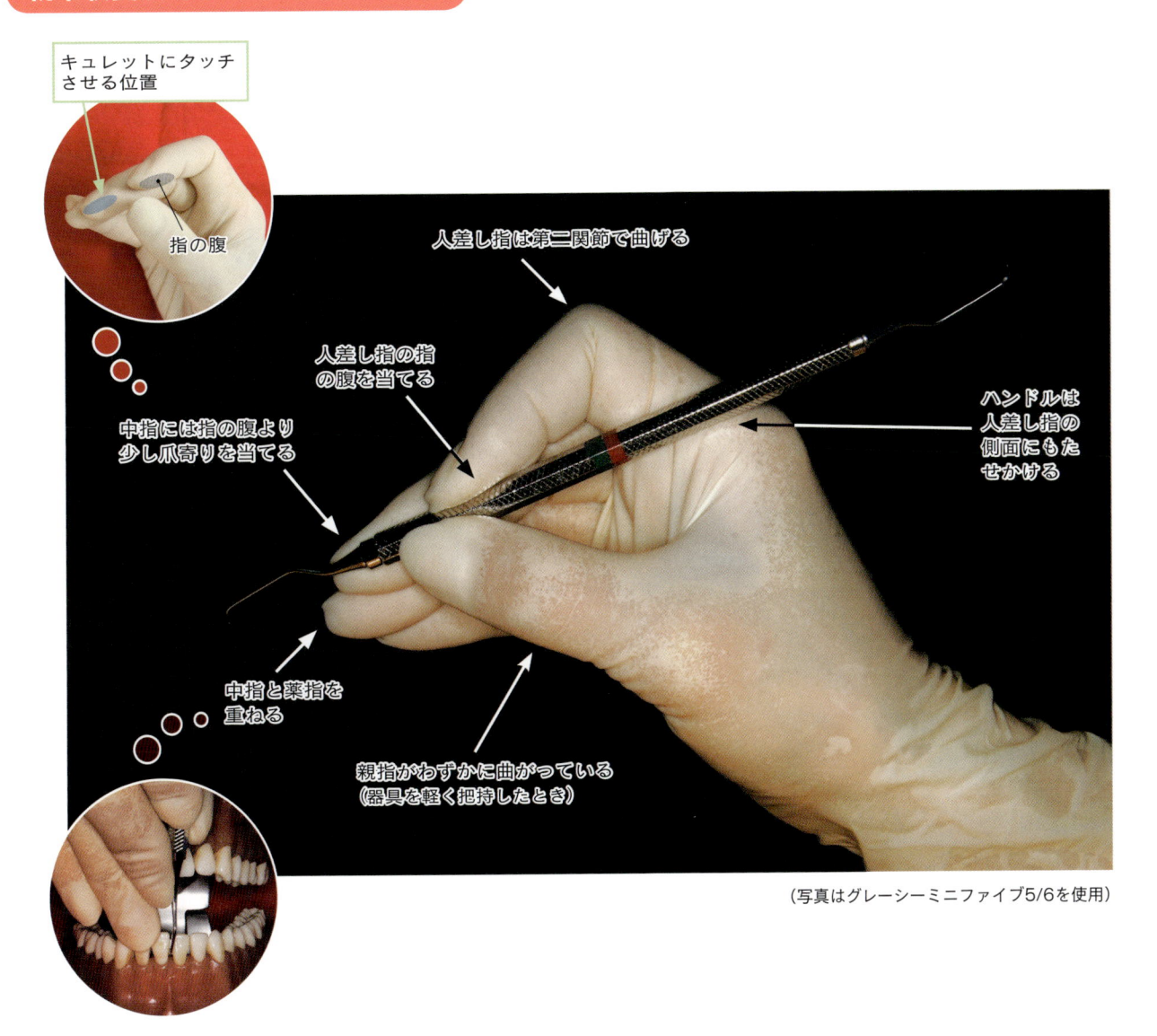

キュレットにタッチさせる位置
指の腹

人差し指は第二関節で曲げる
人差し指の指の腹を当てる
中指には指の腹より少し爪寄りを当てる
ハンドルは人差し指の側面にもたせかける
中指と薬指を重ねる
親指がわずかに曲がっている（器具を軽く把持したとき）

（写真はグレーシーミニファイブ5/6を使用）

不安定な持ち方は、手指や手首に無理な力がかかる

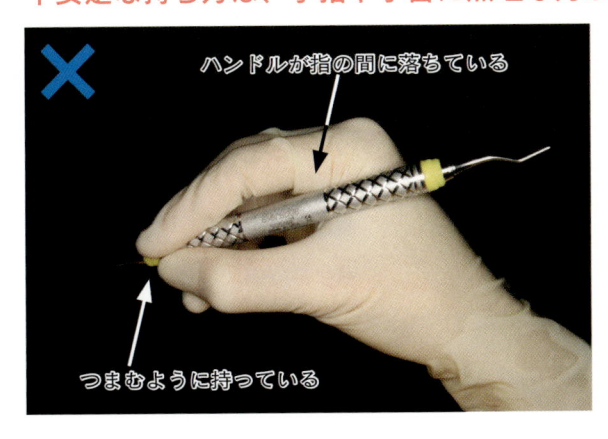

✕
ハンドルが指の間に落ちている
つまむように持っている

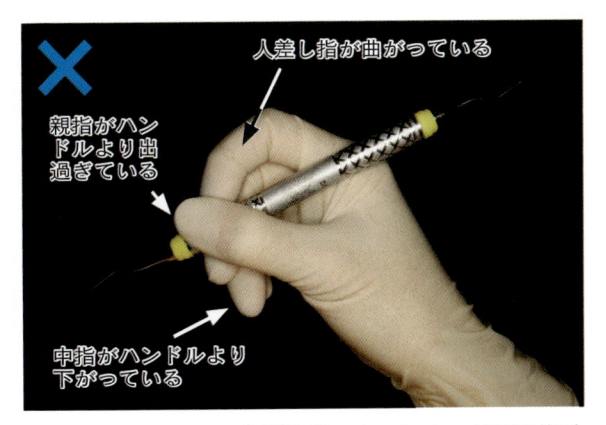

✕
人差し指が曲がっている
親指がハンドルより出過ぎている
中指がハンドルより下がっている

（写真はグレーシーキュレット5/6を使用）

101

レストをとる

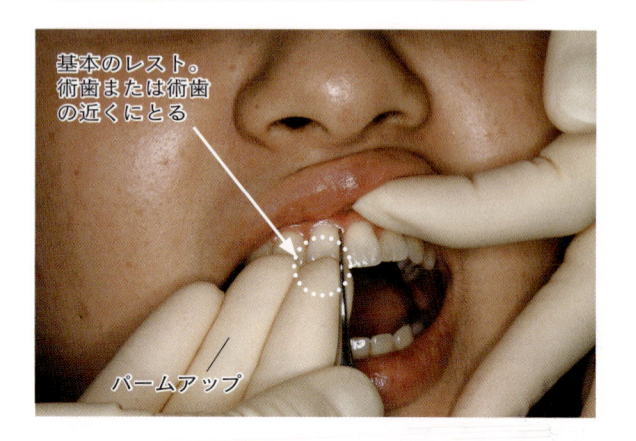

基本のレスト。術歯または術歯の近くにとる

パームアップ

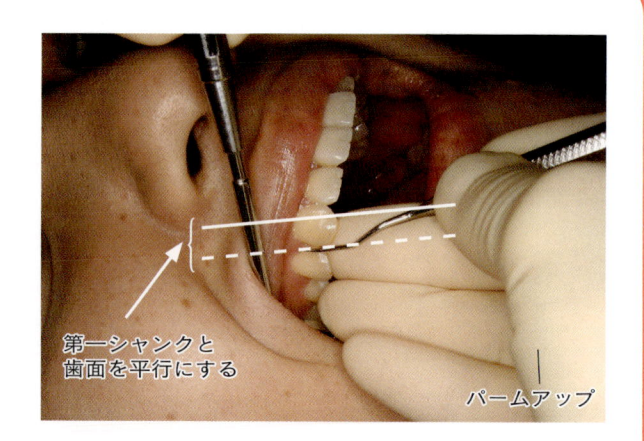

第一シャンクと歯面を平行にする

パームアップ

基本的なレストの場所

口腔内固定

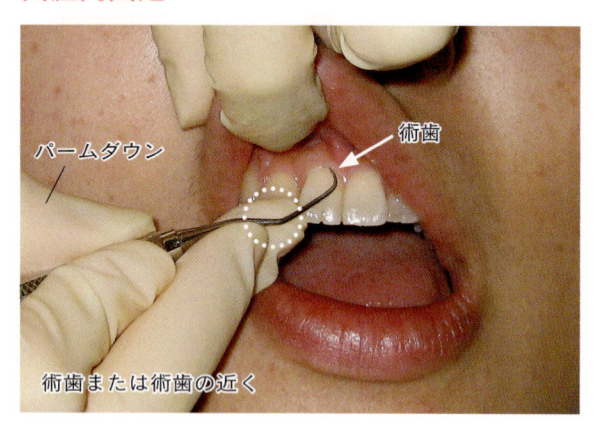

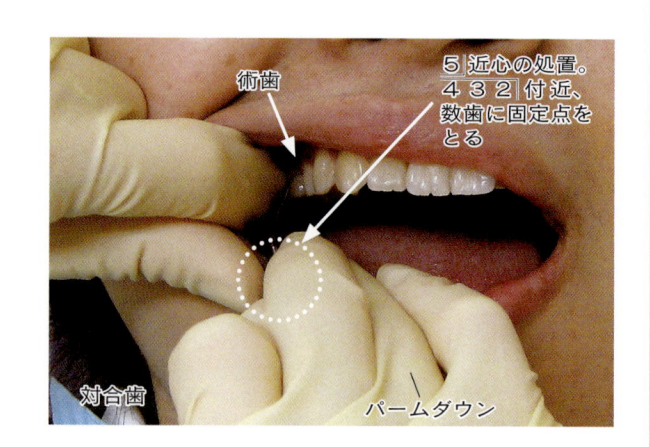

パームダウン

術歯

術歯または術歯の近く

術歯

5̲近心の処置。4̲3̲2̲付近、数歯に固定点をとる

対合歯

パームダウン

口腔外固定

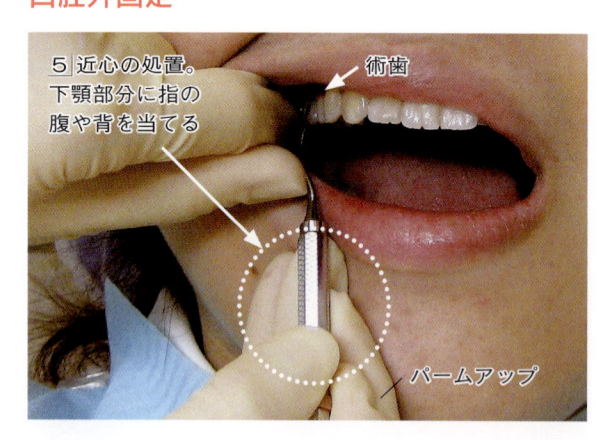

5̲近心の処置。下顎部分に指の腹や背を当てる

術歯

パームアップ

■パームアップとは
　手のひらを上に向けた状態。

■パームダウンとは
　手のひらを下に向けた状態。

STEP12 **スケーリング**

ロッキングモーションをマスターしよう

手首や前腕の動き（前後・横）をブレードの部分に伝えることで歯石を除去

- 最後臼歯の遠心面などで垂直ストロークする際に有効です。

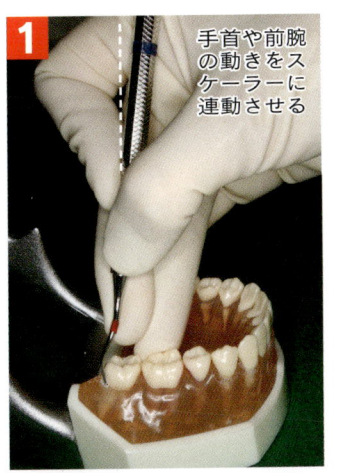

1 手首や前腕の動きをスケーラーに連動させる
▶
2 ①ハンドルを倒す ②ブレードが上に動く

- 硬い歯石を除去する時に有効です。

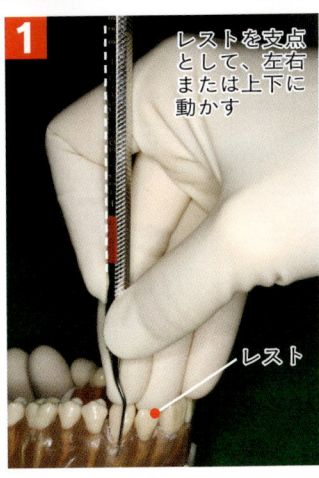

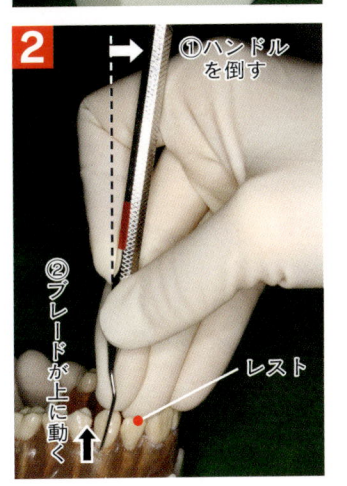

1 レストを支点として、左右または上下に動かす／レスト
▶
2 ①ハンドルを倒す ②ブレードが上に動く／レスト

フィンガーモーションをマスターしよう

指の曲げ伸ばしの動きによって歯石を除去

- 細かな歯石の除去時など、繊細な器具操作を必要とする時に有効です。

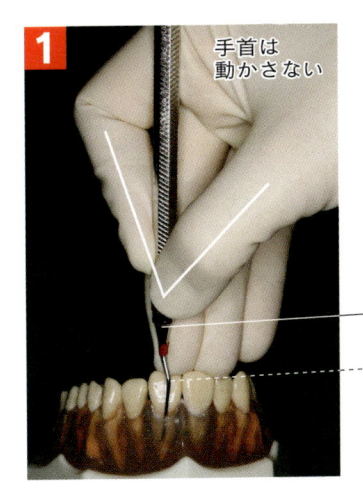

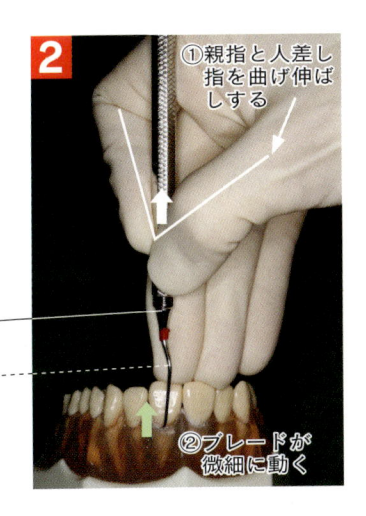

1 手首は動かさない
▶
2 ①親指と人差し指を曲げ伸ばしする ②ブレードが微細に動く

103

トレーニングしよう！

◆抜去歯で

エキスプローラーやプローブで歯石を探索する

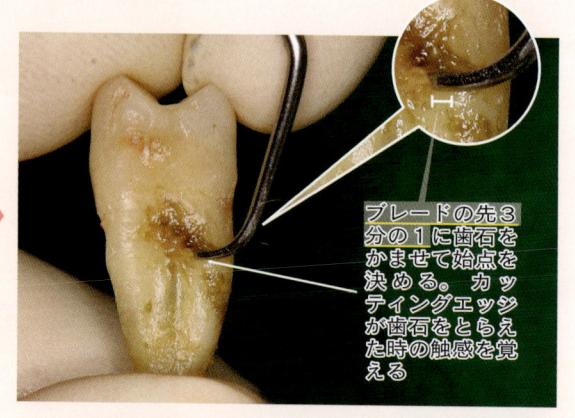

ブレードの先3分の1に歯石をかませて始点を決める。カッティングエッジが歯石をとらえた時の触感を覚える

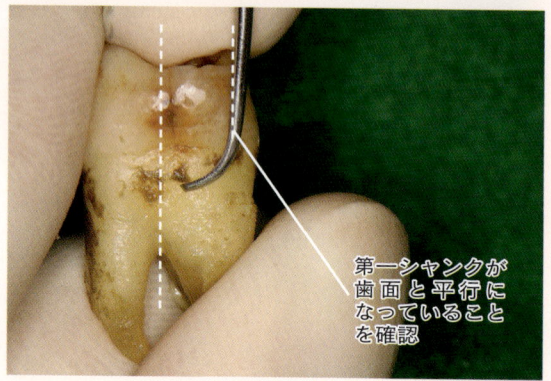

第一シャンクが歯面と平行になっていることを確認

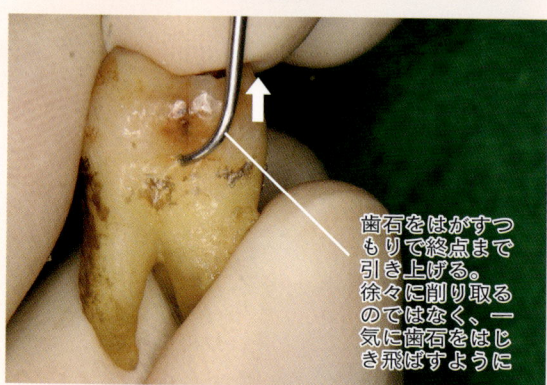

歯石をはがすつもりで終点まで引き上げる。徐々に削り取るのではなく、一気に歯石をはじき飛ばすように

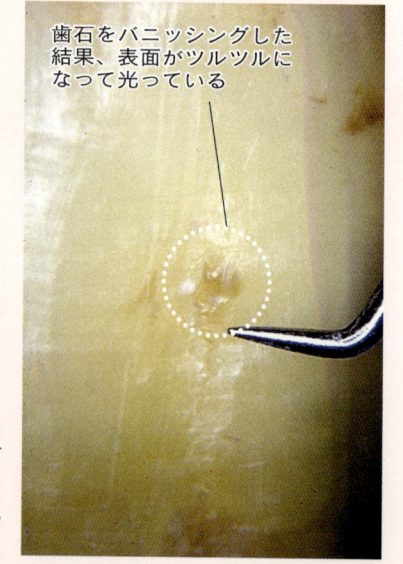

歯石をバニッシングした結果、表面がツルツルになって光っている

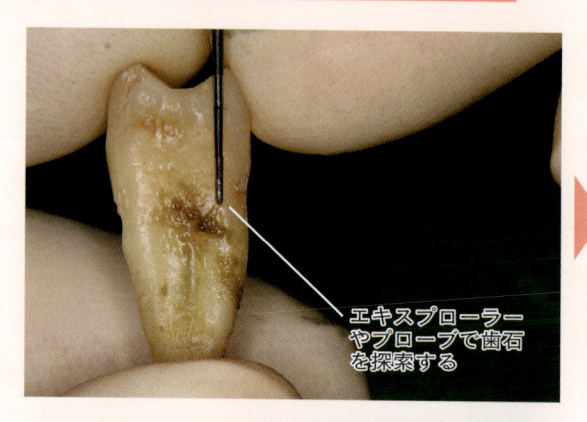

歯石の表面を何度も滑ると歯石を磨いてしまうことになる（バニッシング）。バニッシングしてしまうと歯石の探索や除去が困難になってしまう。

STEP12 **スケーリング**

確認してみよう！ ★先輩や先生にもチェックしてもらおう！　　check list ✓

	キュレットの構造を理解している		適切な位置にレストがとれている
	シャープニングできたキュレットを用いている		執筆状変法でしっかり把持している
	ロッキングモーション、フィンガーモーションを使い分けられる		

スケーラーの使い分け

多量の歯肉縁上歯石
・シックルタイプスケーラー、超音波スケーラー、エアスケーラーなどを併用

多量の歯肉縁下歯石
・グレーシーキュレット（レギュラー）、超音波スケーラー、エアスケーラーなどを併用

点状の歯肉縁下歯石
・ミニタイプのグレーシーキュレット

※ 歯石の量や沈着の位置などだけでキュレットの使い分けをするのではなく、歯の種類や歯肉の状態、歯石を除去する時期（基本治療かメインテナンスか等）によっても変わる。

Step Up のための Recommend book

■ 歯科衛生士臨床のための Quint Study Club
**新人歯科衛生士のための
ペリオドンタルインスツルメンテーション**
ハンド＆超音波スケーラーの基本操作とシャープニングテクニック
監修：沼部幸博
著　：伊藤　弘、藤橋　弘、安生朝子、長谷ますみ、田島菜穂子、風見健一
発行：クインテッセンス出版

■ **歯科衛生士のためのステップアップ！ 歯周治療**
初診からメインテナンスまで
著　：大住祐子
発行：クインテッセンス出版

■ **歯科衛生士のためのクリニカルインストルメンテーション**
著　：佐々木妙子
発行：クインテッセンス出版

STEP 13

超音波スケーラーの活用

上手に活用して効率 UP！

中村 映子

超音波スケーラーの活用で大切なこと

1. 目的に合わせて使用する（歯肉縁上・縁下）
2. ハンドピースの把持法を理解する
3. チップの操作方法を理解して使用する
4. チップの管理をする
5. 禁忌や注意点を把握する
6. 自分の体を守り、使用する
7. メーカーの取扱指示に従い使用する

超音波スケーラーの禁忌の患者さん

伝染性疾患、易感染性疾患（虚弱体質者など）、呼吸器系リスクのある方、嚥下困難な方、心臓ペースメーカー使用の方　など

STEP13 **超音波スケーラーの活用**

患者さんに伝えること・聞くこと

・禁忌や注意事項に該当するか、また、鼻呼吸できるかなど、患者さんの状態を聞く
・金属音や噴霧が出て口腔内に水が貯まるなどを説明し、一度口腔内で試してみる
・辛かったり、疼痛が出た時のために、合図を決めておく

超音波スケーラー活用時の注意点・留意事項

・お子さんでは、時に歯肉や骨組織に刺激障害を与える
・陶材を用いた修復歯や金属冠が装着されている部位は、注意もしくは避ける
　（使用する際は、必ず専用のチップ、パワーを用いる）
・知覚過敏症の患者さんは、強い振動により新たな疼痛を引き起こす場合があるため、パワーに気をつける
・神経過敏、虚弱体質者は、異常な反応を示すことがあるので注意する
・局所的歯髄炎は、振動と音による刺激で悪化することもある

超音波スケーラーの種類

ピエゾ方式

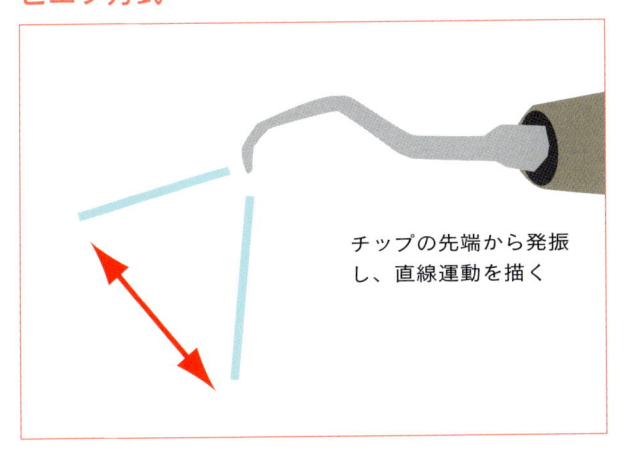

チップの先端から発振し、直線運動を描く

主な製品:
ピエゾンマスター600（松風）⇒131ページ参照
スプラソン P-MAX ＋（白水貿易）⇒132ページ参照
バリオス750LUX（ナカニシ）⇒134ページ参照
ソルフィー（モリタ）
オサダエナック（長田電機工業）

マグネット方式

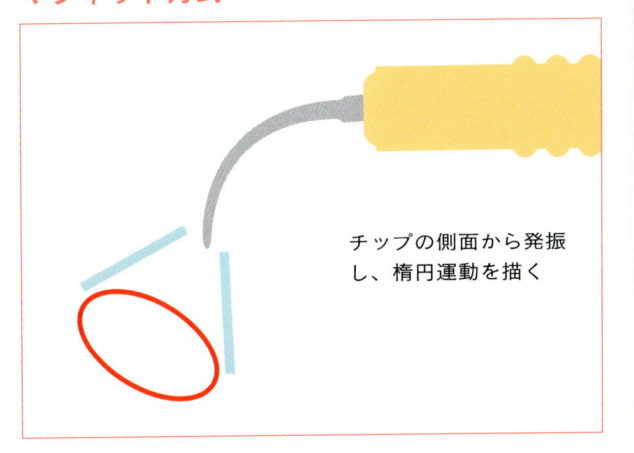

チップの側面から発振し、楕円運動を描く

主な製品:
キャビトロンプラス（デンツプライ三金）
⇒133ページ参照

（STEP13で取り上げる超音波スケーラーの写真は、スプラソン P-MAX ＋（白水貿易））

超音波スケーラーの3つの目的

スプラソン P-MAX +（白水貿易）のチップについては132ページ参照。

使用目的に合わせたパワーとチップの選択

各メーカーによりパワー、チップの目的が分かれているため、それに準じて使用します。

目的：歯肉縁上のスケーリング

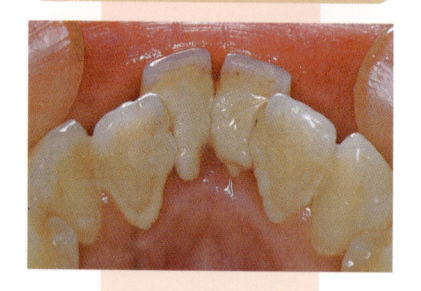

チップ：縁上用チップ
パワー：弱い〜中間

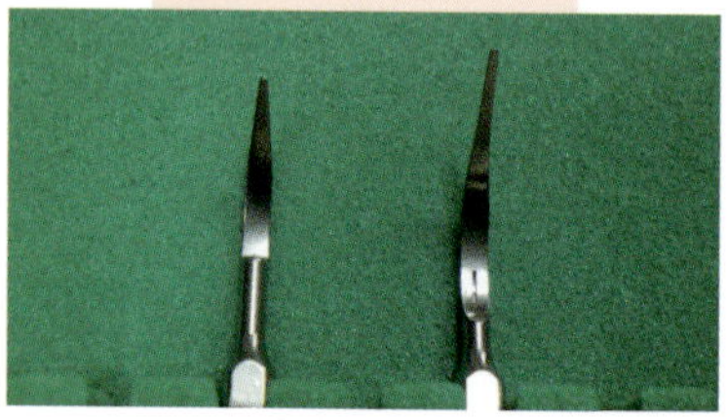

基本は、歯肉縁上用のチップを使用。ただし、歯肉縁下用チップを縁上で使用する場合は、縁下の使用方法に準ずる。

目的：歯肉縁下のスケーリング

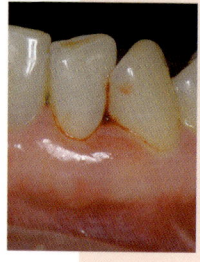

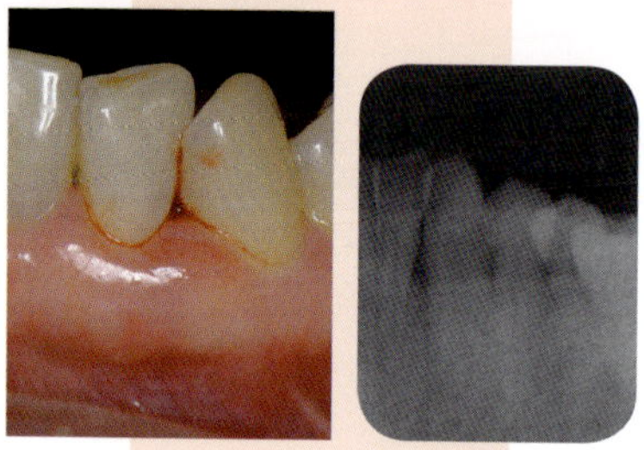

チップ：細い
パワー：弱い

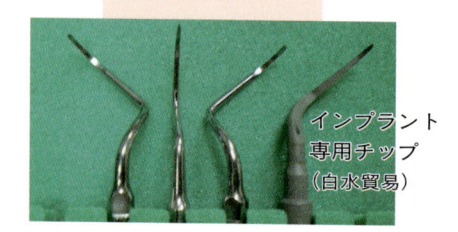

天然歯と処置歯（インプラントやセラミックスなどの補綴物）などそれぞれに、専用のチップを用いる。

インプラント専用チップ（白水貿易）

目的：歯肉縁下のデブライドメント

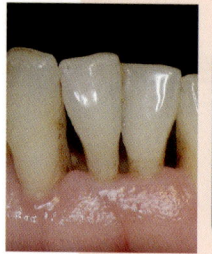

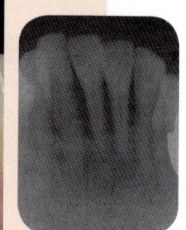

チップ：細い
パワー：弱い

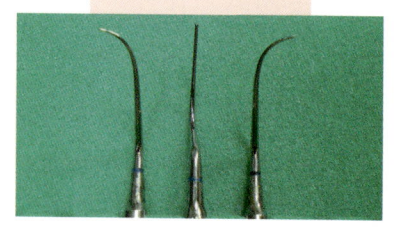

デブライドメントやイリゲーションを行う。根分岐部には専用のチップを用いる。

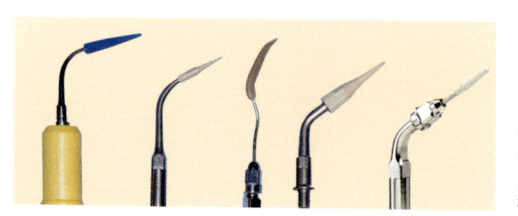

スプラソン P-MAX +（白水貿易）以外の各社インプラント専用チップ。左より、デンツプライ三金（133ページ参照）、プラトンジャパン、ナカニシ（134ページ参照）、長田電機工業、松風（131ページ参照）。

イリゲーションとしての活用

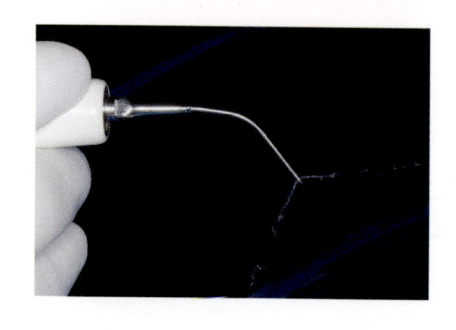

- イリゲーション（歯周ポケット内洗浄）だけを目的に行うのではなく、デブライドメントと合わせた効果を期待することを目的として活用します。ここでもチップとパワーの選択が重要です。
- イリゲーションには、キャビテーション効果も合わせて期待できます。歯周ポケット内のエンドトキシン（内毒素）やバクテリアなどを洗い流し、根面の細菌を破壊し除去します。ただし、硬い沈着物（歯石）の除去にはほとんど影響しません。

STEP13 **超音波スケーラーの活用**

ハンドピースの把持法

- 軽く持つことが基本です。無理な力を入れると超音波の振動が利用できないだけでなく、ハンドピースの動きを制限させてしまう可能性があります。

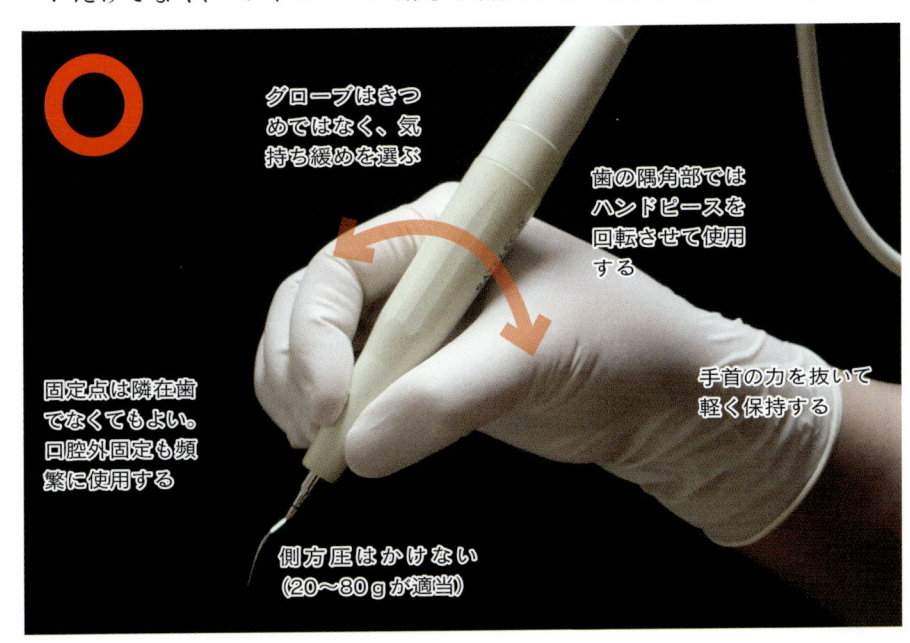

○
- グローブはきつめではなく、気持ち緩めを選ぶ
- 歯の隅角部ではハンドピースを回転させて使用する
- 固定点は隣在歯でなくてもよい。口腔外固定も頻繁に使用する
- 手首の力を抜いて軽く保持する
- 側方圧はかけない（20〜80gが適当）

施術の際にコードが邪魔にならないようにする。また、コードの重みで動かしにくくなるため、肩にまわしたり小指にひっかけたり、薬指・小指で把持したりする。

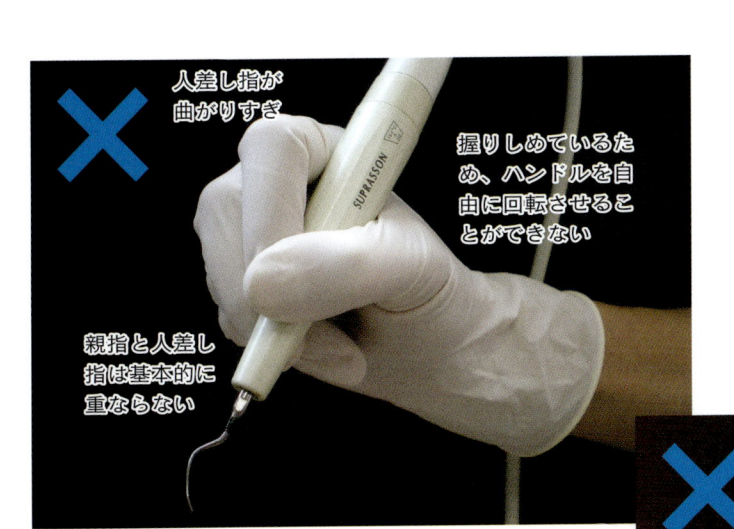

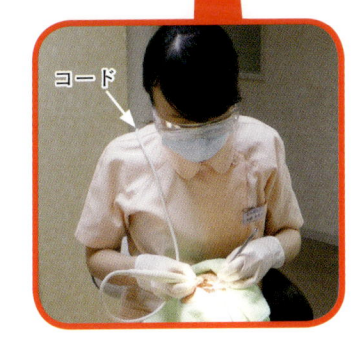

コード

×
- 人差し指が曲がりすぎ
- 握りしめているため、ハンドルを自由に回転させることができない
- 親指と人差し指は基本的に重ならない

×
- 中指が出すぎている

チップの操作方法

- 操作方法は目的に合わせて行います。
- 超音波スケーラーの場合、pull ストロークだけでなく、push ストロークの活躍する機会が多いです。
- 縁下歯石の場合、エックス線写真診査やポケット診査をし、歯石の位置などを予想してから行います。
- いずれもフェザータッチで行います。

チップの基本の挿入角度

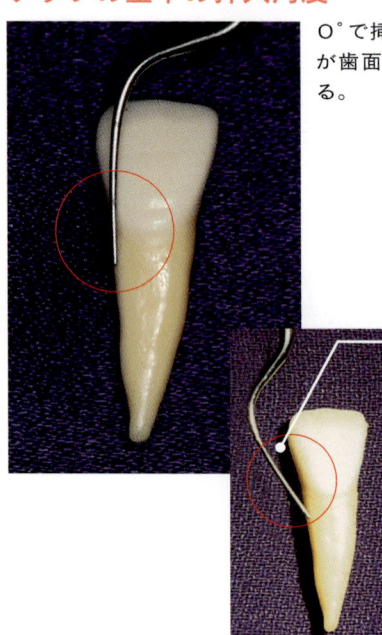

0°で挿入し、チップの側面が歯面に近い状態で操作する。

歯面から離れるほど、効率性が下がる。また、歯面への損傷率に比例するため、操作角度には注意する。

ユニバーサルタイプのチップ使用の場合

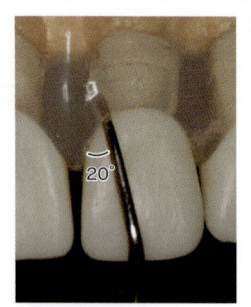

挿入・操作角度はハンドスケーラーのユニバーサルキュレットと同じ。

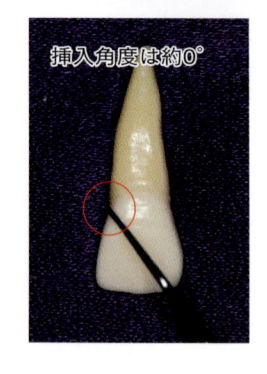

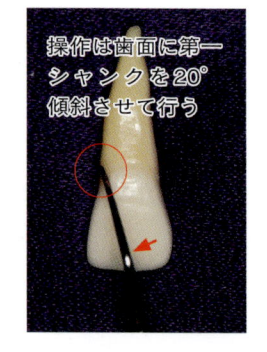

挿入角度は約0°

操作は歯面に第一シャンクを20°傾斜させて行う

各種ストローク

―― 歯石除去時 ――

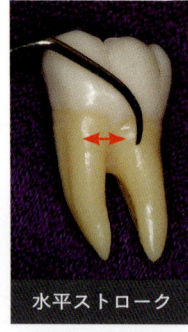

タッピングストローク
チップの角を使い、歯石の上から叩くように操作（歯肉縁上用チップ使用時）。

水平ストローク
ホリゾンタルストロークとも言う。

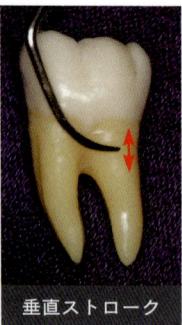

垂直ストローク
バーティカルストロークとも言う。

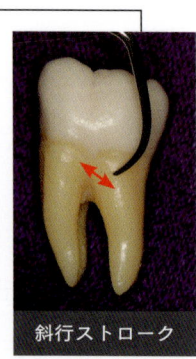

斜行ストローク
オブリークストロークとも言う。

―― デブライドメント時 ――

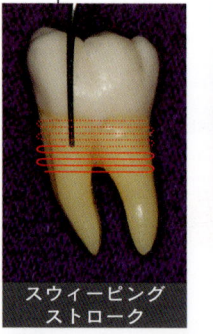

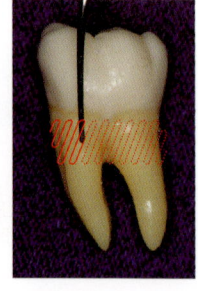

スウィーピングストローク
満遍なくチップを歯面に沿わせる。歯石があった場合は、タッピングストロークに切り替える。

110

STEP13 **超音波スケーラーの活用**

使用後の管理について

● 摩耗して短くなったチップは、振動や振幅力が落ちて歯石除去の効率が悪くなり、以下のような影響が出ます。
　——除去できないからといって不必要にパワーを上げると、歯面への損傷が拡大する
　——チップを強くつけるようになり、振幅が正常に機能しないため、通常より時間がかかる
　——強く押しつけるために、「キーン」という金属音が大きくなり、患者さんが衝撃を感じやすくなる
　——強く押しつけるために、患者さんが不快感を持ったり、痛がる
● メーカーによって、シャープニングが可能なものがあります。必要な場合は、ハンドスケーラー同様、消耗度を確認しながらシャープニングします。

2mm短くなると歯石除去効果は50％低下

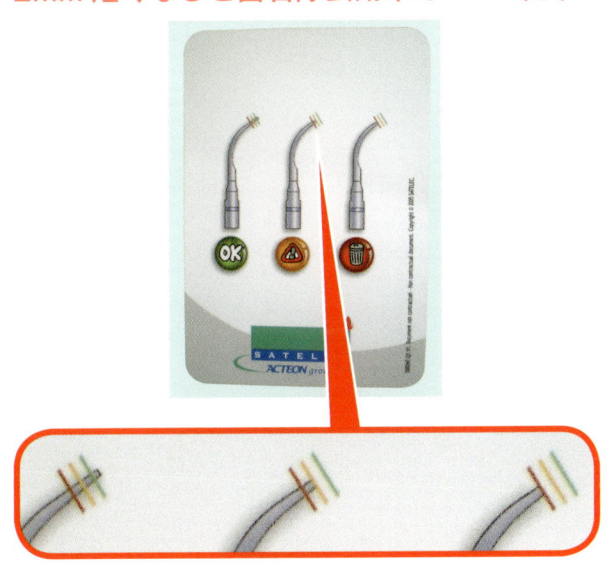

赤いラインまで消耗したチップは廃棄

チップカードで確認しよう

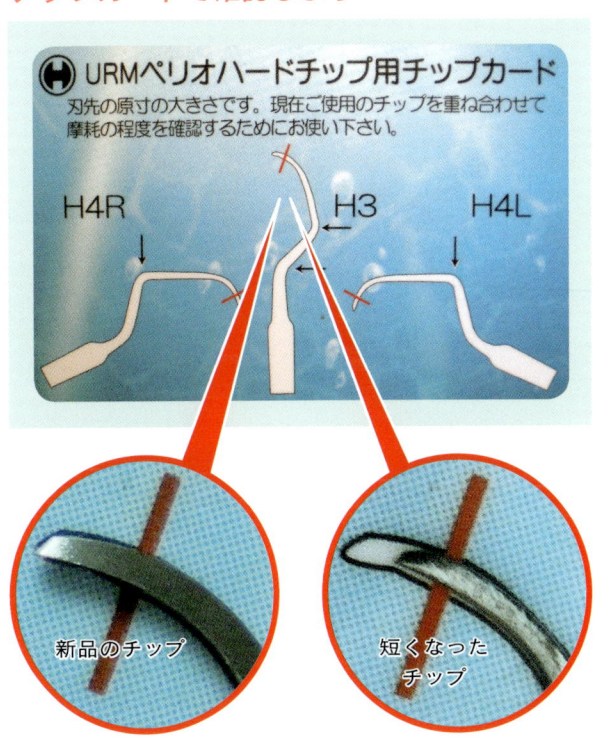

新品のチップ　　短くなったチップ

変形したものは交換する

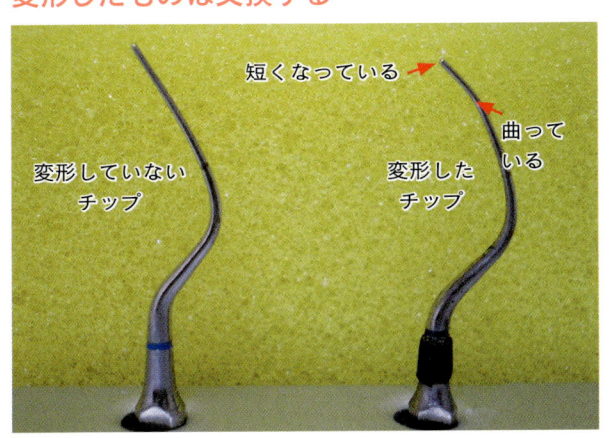

変形していないチップ　　短くなっている
変形したチップ　　曲っている

患者の使用ごとに洗浄・滅菌する

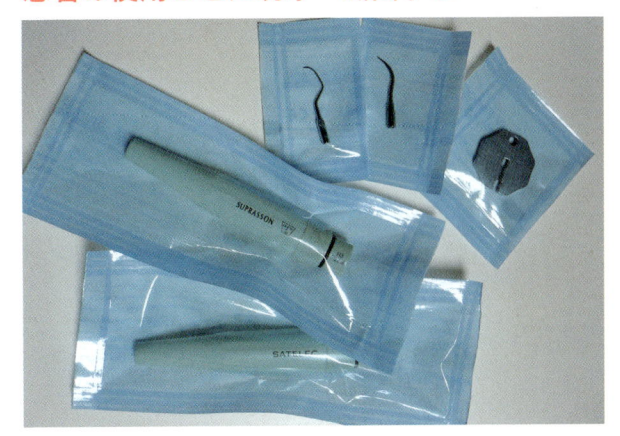

111

エアゾルに注意

- エアゾルとは、気体中に浮遊する微小な液体または固体の粒子です。超音波スケーラー使用時にはエアゾルが生じ、病原性微生物が伝播する可能性があるため、術者は防御する必要があります。
- マスクとゴーグルをし、自分の体を守りましょう。
- 術前に、患者さんによるうがいと口腔内全体の洗浄、薬液による消毒を念入りに行いましょう。

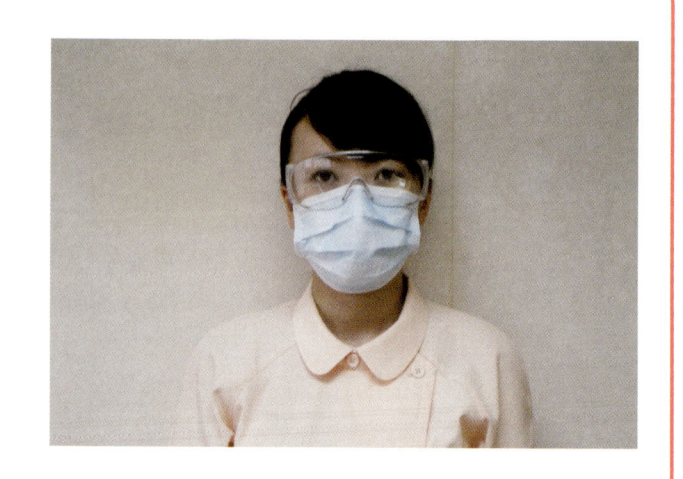

メーカーの指示に従って使用する

- 日本では、先にあげたようにいろいろなメーカーから製品が出ており（107ページ、130ページ）、その特徴も異なります。使用方法は付属の取扱説明書に従って使用しましょう。

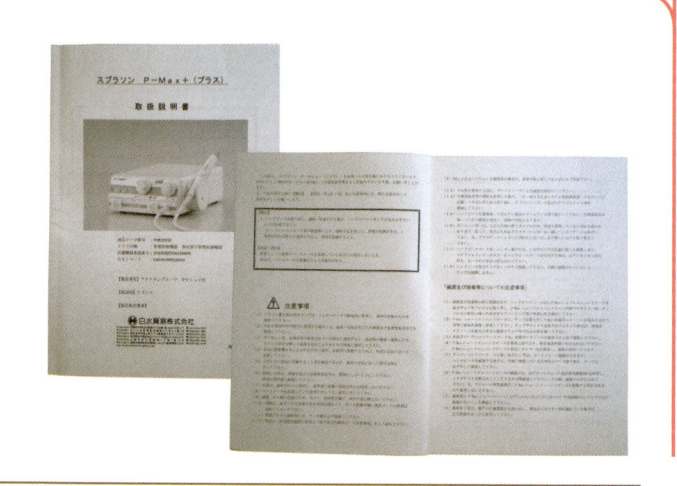

確認してみよう！ ★先輩や先生にもチェックしてもらおう！

check list ✓

	超音波スケーラーの禁忌や注意点を理解している		操作方法が正しい
	施術前に患者さんへの説明、聞き取りをしている		適宜、チップの消耗程度を確認し、消耗したチップは破棄している
	目的にあったチップとパワーの選択ができる		チップ、ハンドピース、レンチは、患者さん使用ごとに滅菌したものを使用している
	把持法が正しい		施術時はマスクとゴーグルを着用している
	メーカーの指示書に従って使用している		

STEP13 **超音波スケーラーの活用**

トレーニングしよう！

◆抜去歯で

　抜去歯を利用して練習。あて方やパワーの強弱の違い、歯石の除去具合などを確認する。把持法などにも注意して、いろんなタイプの抜去歯で行う。

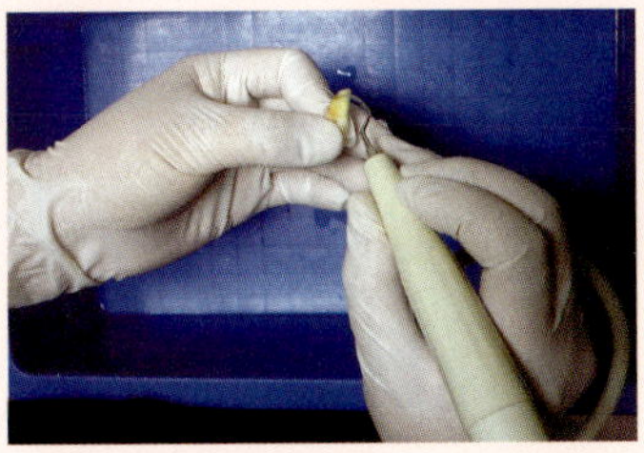

◆自分自身に

　実際に自分自身に超音波チップをあててみる。パワーの強弱による感じ方などを確認する。

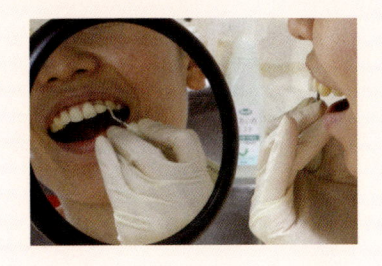

◆相互実習で

　患者役になって、どのくらい水が溜まると不快を感じるのか観察する。術者のポジションや器具の把持なども意識し、練習する。

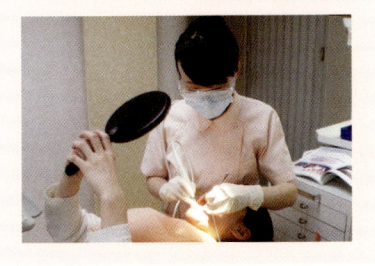

◆空き缶を使って

　空き缶に黒の油性ペンで塗り、その部分を除去していく。チップのどの部分を使用したらよいか、パワーの強弱によっての音や除去量の違いを確認していく。

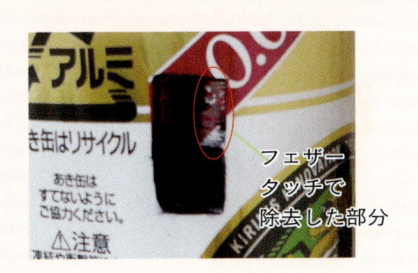

フェザータッチで除去した部分

Step Up のための Recommend book

■ 歯科衛生士臨床のための Quint Study Club
**新人歯科衛生士のための
ペリオドンタルインスツルメンテーション**
ハンド＆超音波スケーラーの基本操作とシャープニングテクニック

監修：沼部幸博
著　：伊藤　弘、藤橋　弘、安生朝子、長谷ますみ、田島菜穂子、風見健一
発行：クインテッセンス出版

STEP14

エアースケーラーの活用

超音波スケーラーとの違いを把握して使い分けよう

小林 明子

エアースケーラーの活用で大切なこと

1. 超音波スケーラーとは異なることを理解する
2. 多量の歯石や強固な歯石除去には、不向きであることを理解する
3. 患者さんが不快感を感じる場合があることを考慮する
4. 各種のブラシの特徴を把握し、適切なものを選択して行う

※ 器具の種類については135〜137ページ参照

STEP14 **エアースケーラーの活用**

エアースケーラーの特徴を理解する

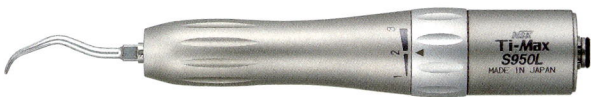

(株)ナカニシ提供・Ti-MaxS950L

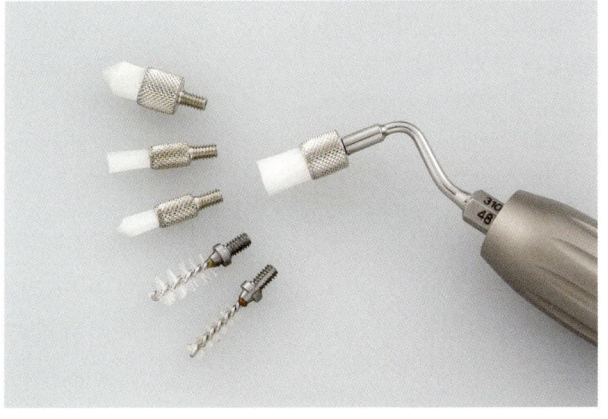

(株)ナカニシ提供・Ti-MaxS950L

- エアースケーラーは空気圧により振動させるため、超音波スケーラーと比較すると歯石粉砕力やキャビテーション効果は小さくなります。そのため、多量の歯石や強固な歯石除去には不向きです。しかしその半面、超音波スケーラーのような電磁波を生じることがないため、心臓ペースメーカーの方にも安全に使用することができます。
- プラスティックチップやブラシがあるため、歯根や補綴修復物を傷つけることが少ないです。ブラシを有効に活用すれば、歯質を傷つけることなくバイオフィルムを除去することができます。

超音波スケーラーとエアースケーラーの違い

	超音波スケーラー	エアースケーラー
振動数	18,000〜50,000回／秒	2,000〜6,000回／秒
振動源	超音波発振器	空気圧
特徴	歯石の破砕力が大きい 注意：ペースメーカー使用者には禁忌	・歯石の破砕力は小さい ・ブラシタイプのチップがある ・ペースメーカー使用者でも可能

土屋和子．活かそう！超音波スケーラー〜1つ上の臨床を目指して〜．歯科衛生士　2008；32（4）：43-48．より

使用時の注意点

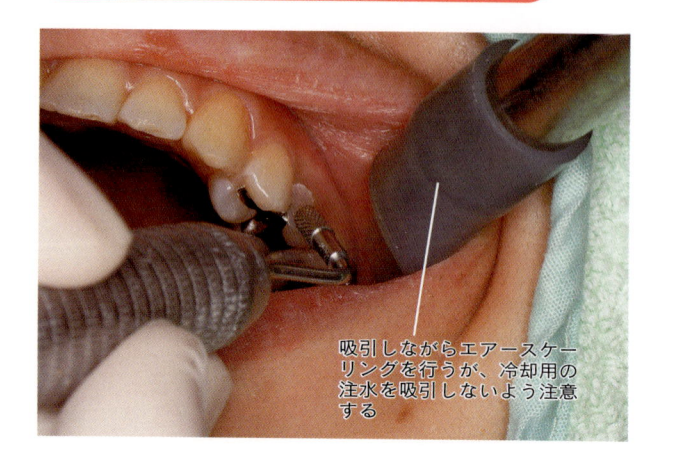

吸引しながらエアースケーリングを行うが、冷却用の注水を吸引しないよう注意する

- エアースケーラーは、ハンドピース部をユニットのエアータービンコネクターに装着して使用します。そのため、超音波スケーラーのように薬液を利用しての活用はできません。
- 現在日本では、エアーソルフィー（モリタ、135ページ参照）、KaVo ソニックフレックスエアースケーラー2003L（カボデンタルシステムズジャパン、136ページ参照）、Ti-max S950L（ナカニシ、137ページ参照）、サリー（ヨシダ）のエアースケーラーが発売されています。
- エアースケーラーは、超音波スケーラーと同様に冷却のための注水が重要です。使用の際はバキュームで注水を吸引しないよう注意しましょう。

Step Up のための Recommend book

■ 歯科衛生士臨床のための Quint Study Club
**新人歯科衛生士のための
ペリオドンタルインスツルメンテーション**
ハンド＆超音波スケーラーの基本操作とシャープニングテクニック

監修：沼部幸博
著　：伊藤　弘、藤橋　弘、安生朝子、長谷ますみ、田島菜穂子、風見健一
発行：クインテッセンス出版

memo 気づいた点や自分のくせなどをメモしよう

PART 3

道具に対する理解を深めよう

TOOL1

基本のインスツルメント

適時、適所、適切なツールの選択

杉原 則子

各種ツールについて知ろう！

1. デンタルミラー …………………………………119ページ
2. エキスプローラー ………………………………120ページ
3. プローブ …………………………………………121ページ
4. スケーラー ………………………………………123ページ
5. キュレット ………………………………………126ページ

TOOL1 **基本のインスツルメント**

1 デンタルミラー

● ミラーの直径は1.5〜3.0cmと幅があり、約2.0cmくらいのものが多く使用されています。
他に患者教育用や口腔内撮影用として3.8〜5.8cmのものもあります。

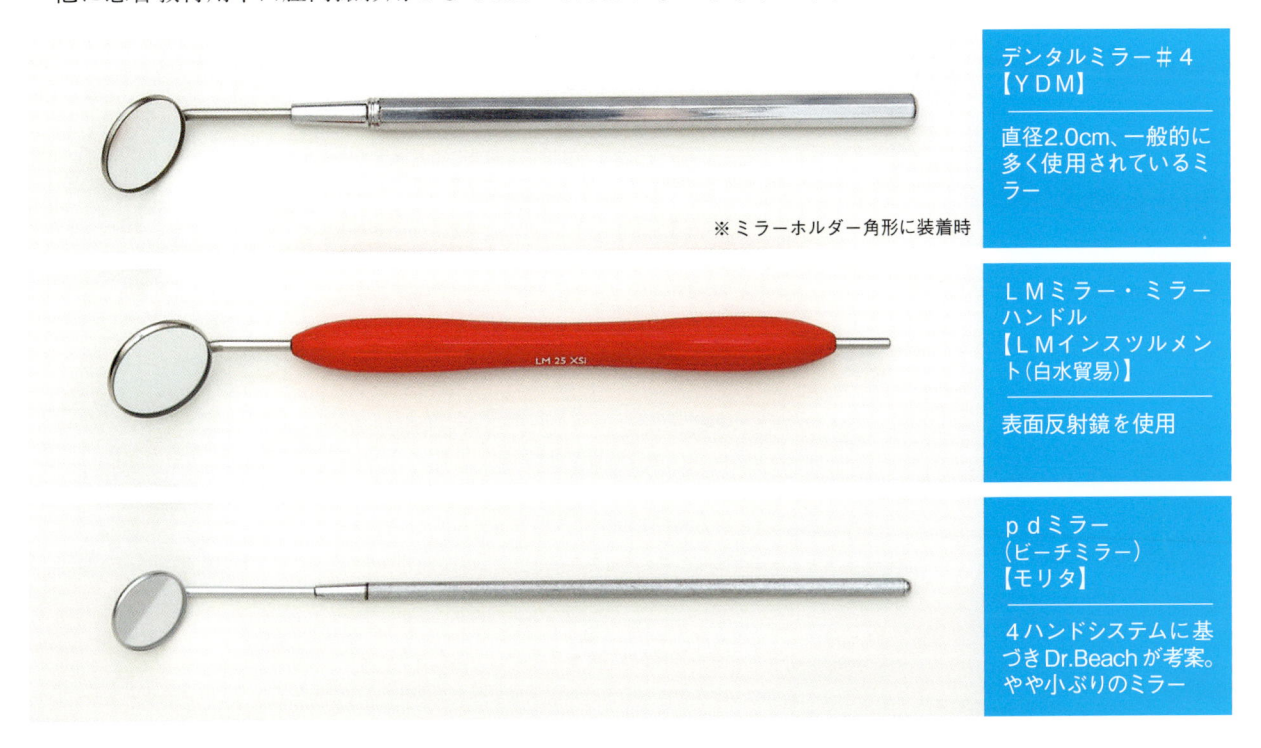

デンタルミラー♯4【YDM】
直径2.0cm、一般的に多く使用されているミラー

※ミラーホルダー角形に装着時

LMミラー・ミラーハンドル【LMインスツルメント（白水貿易）】
表面反射鏡を使用

pdミラー（ビーチミラー）【モリタ】
4ハンドシステムに基づきDr.Beachが考案。やや小ぶりのミラー

平面鏡、表面鏡

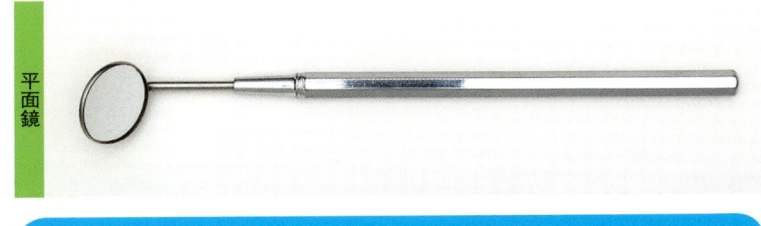

平面鏡
一番多く使われるが、ガラスの下に反射面があり、鏡のガラスの厚さの分二重の像に映ることがある

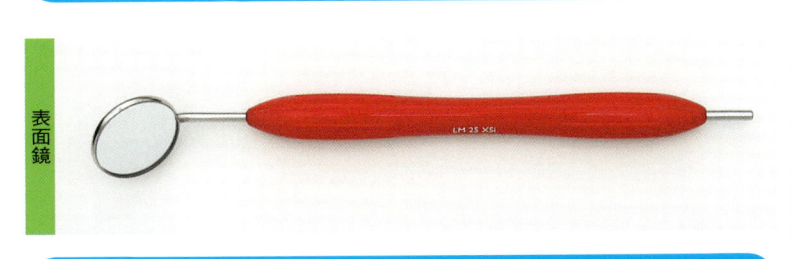

二重像が見える

表面鏡
ガラス下ではなくガラス表面に反射用金属が定着されており、二重像を生じない

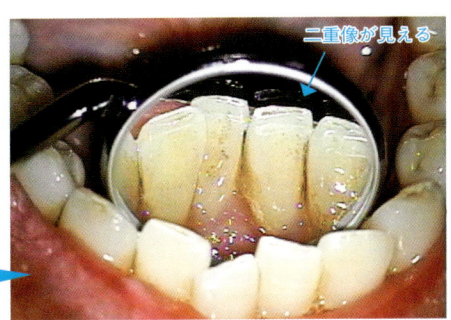

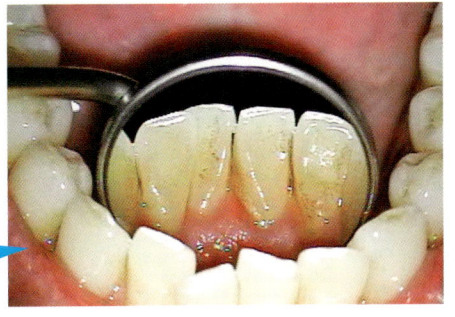

2 エキスプローラー

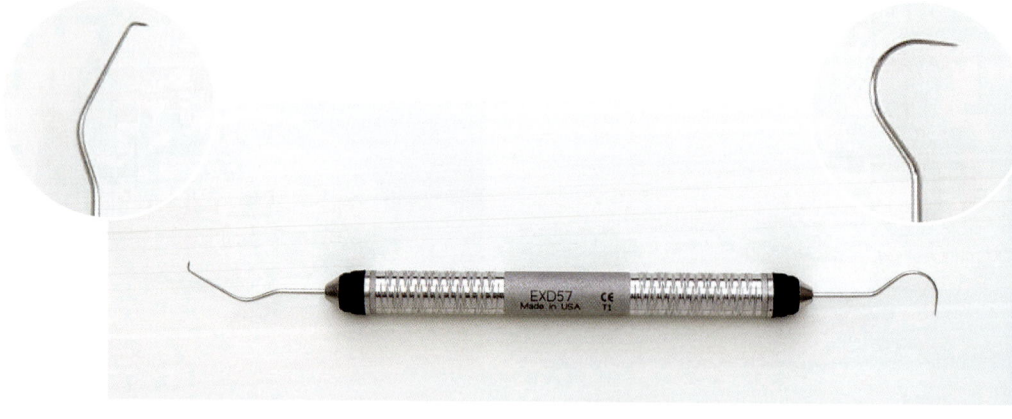

通常のエキスプローラー

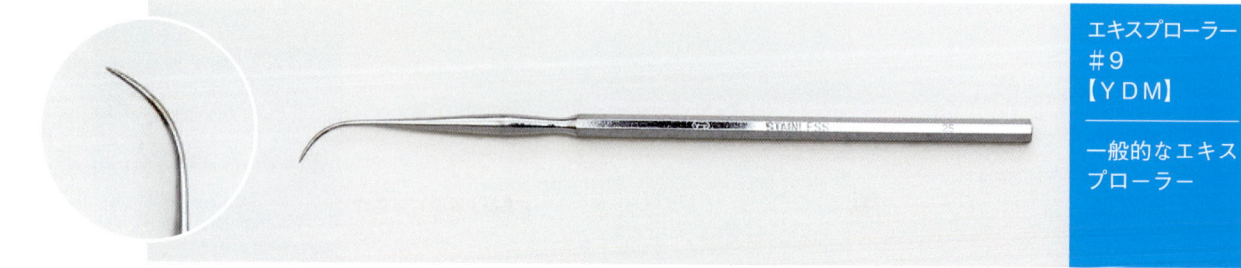

エキスプローラー #9【YDM】
一般的なエキスプローラー

エキスプローラー 3A【Hu-friedy】
先端が細く、より歯面の状態等の感覚が鋭敏に伝わる

ダブルエンドタイプ

● 作業部がハンドルの両端にあるもの。その組み合わせもさまざまです。

エキスプローラー5【Hu-Friedy】
歯石探査用(#17、左側)とう蝕探査用(#23、右側)

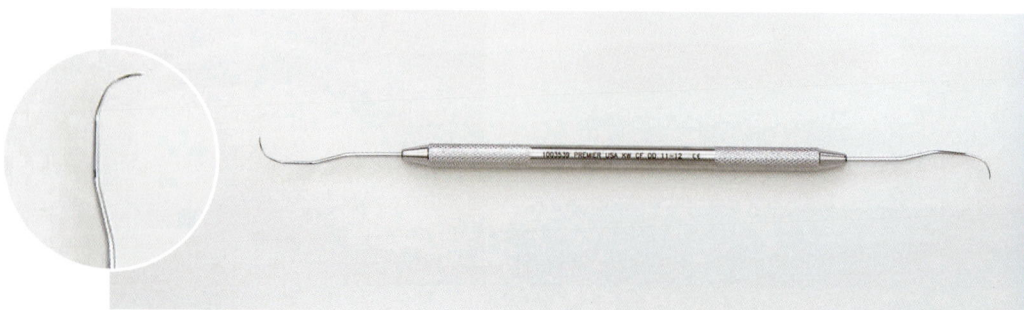

エキスプローラー OD11/12【プレミア(白水貿易)】
複屈曲のシャンクで歯石の探知用として全顎に使用可能。特に臼歯部に適する

TOOL1 **基本のインスツルメント**

3 プローブ

ステンレス製プローブ

● もっとも一般的。目盛りはさまざまです。

（カッコ内数字）は先端からの目盛りの位置 [mm]

ウィリアムズ
【LMインスツルメント（白水貿易）】
(1-2-3-5-7-8-9-10)

カラーコードプローブ
CP11
【Hu-friedy】
(3-6-8-11
3から6、8から11にカラーコード)

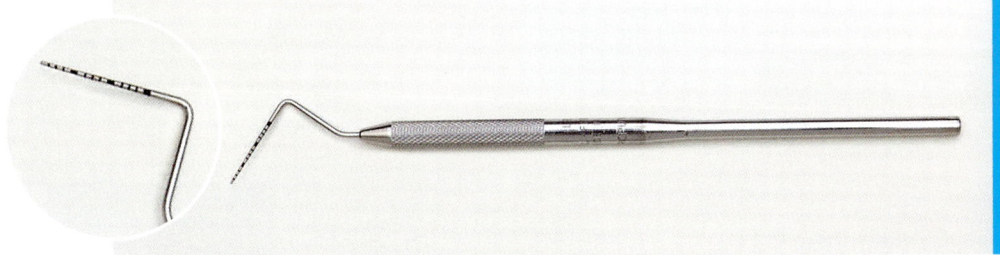

カラーコードプローブ
CPUNC15
【Hu-friedy】
(1-2-3-4-5-6-7-8-9-10-11-12-13-14-15
5、10、15にカラーコード)

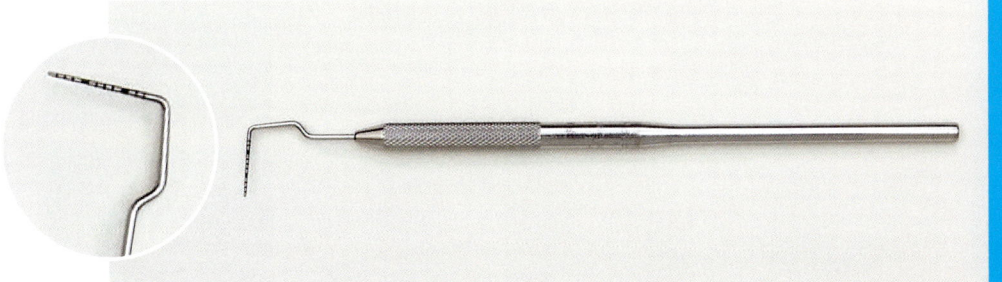

ノバテック90度プローブUNC12
【Hu-friedy】
(1-2-3-4-5-6-7-8-9-10-11-12
5、10にカラーコード)

作業部が90°のデザインで臼歯部への適合性が良い

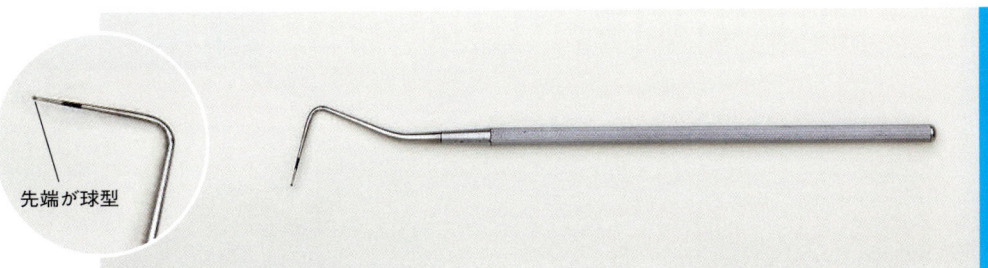

WHOプローブ
【YDM】
(3.5-5.5-8.5-11.5
先端は0.5の球形)

WHOによってCPITN※のためにデザインされたプローブ

※CPITN：community periodontal index of treatment need の略で、集団の歯周組織の状態を把握し、その動向を調べるのに用いる指数。

プローブ

プラスチックプローブ

- チタン製のインプラントなどに使用します。またカラーコードが見やすいので、患者さんへの説明にも良いでしょう。ハンドルと作業部がすべてプラスチックのタイプと、ハンドルにプラスチックの交換チップをつけるタイプがあります。

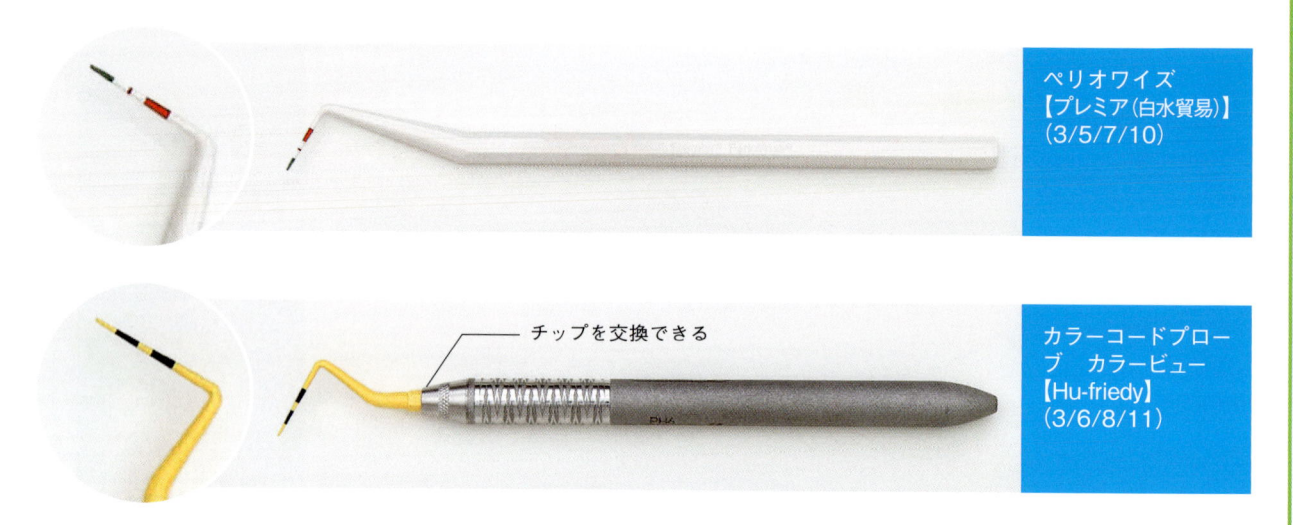

ペリオワイズ【プレミア（白水貿易）】 (3/5/7/10)

カラーコードプローブ カラービュー【Hu-friedy】 (3/6/8/11)

チップを交換できる

ファーケーションプローブ

- 進行した根分岐部病変の診査に使用します。

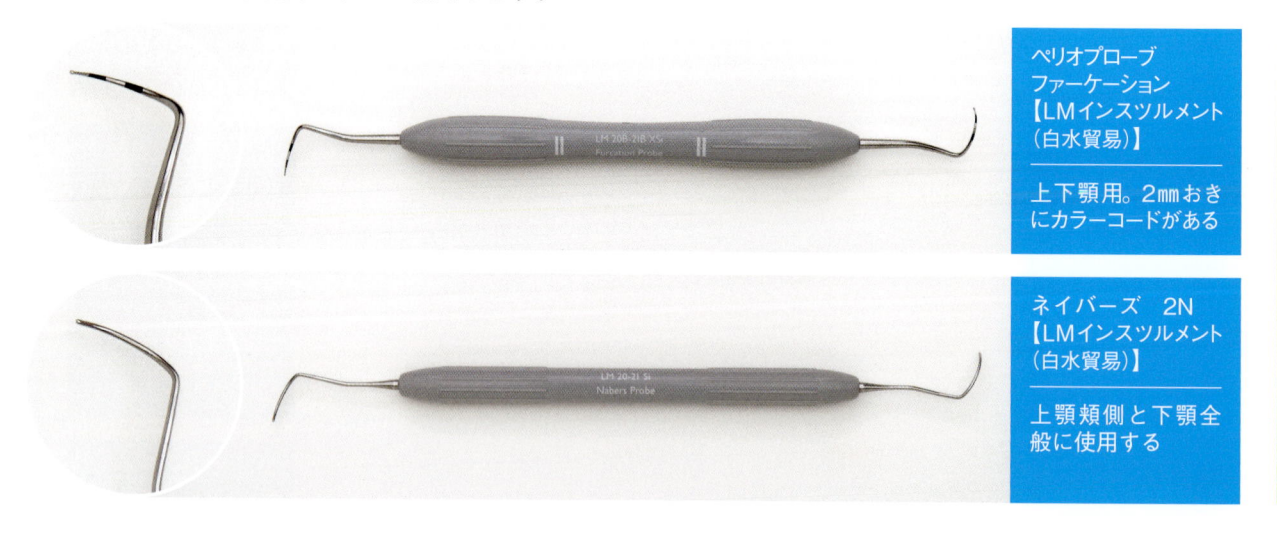

ペリオプローブ ファーケーション【LMインスツルメント（白水貿易）】
上下顎用。2mmおきにカラーコードがある

ネイバーズ 2N【LMインスツルメント（白水貿易）】
上顎頬側と下顎全般に使用する

TOOL1 **基本のインスツルメント**

4 スケーラー

- スケーラーには使用頻度の高いキュレット（鋭匙型、126ページ）やシックル（鎌型）以外に、ホー（鍬型）、チゼル（のみ型）、ファイル（やすり型）などの種類があります。よく使用するキュレットやシックルの中にもいろいろな形のものがあり、またインプラント用としてチタン製やプラスチック製のものなどもあります。形状をよく知ったうえでの適合性の高いスケーラーの選択は、作業効率を上げ確実な処置を行わせてくれます。

シャンクの種類

- シャンクの太さの種類のうち、リジッドシャンクはスタンダードシャンクに比べて太く頑丈です。そのためやや柔軟性に乏しいので、強固な歯石の除去に向いています。逆にスタンダードタイプは柔らかくしなりがあるため、根面デブライドメントや、砂状の小さな歯石除去に向いています。

スタンダードシャンク

リジッドシャンク
スタンダードシャンクに比べ第一シャンクが太い

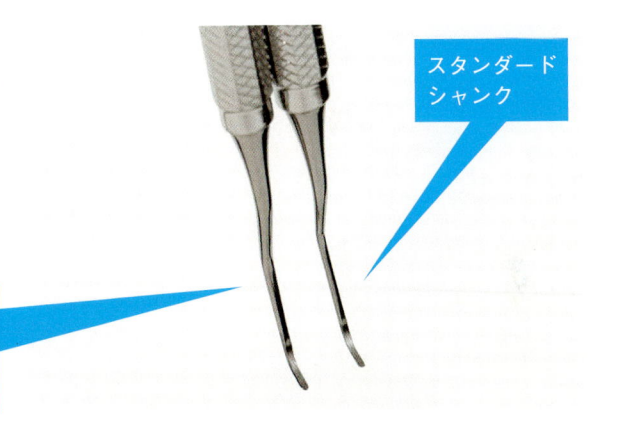

ハンドルの種類

- インスツルメントのハンドルは、ステンレス製やシリコン製、また太さも細いものから太いもの……と素材や形状がさまざまあります。
  良いハンドルの条件には、「重量が軽い」「滑りにくい」「触感が得やすい太めのハンドル」「操作性が良い」が挙げられます。この条件をクリアしていると、筋肉疲労が起こりにくくなります。

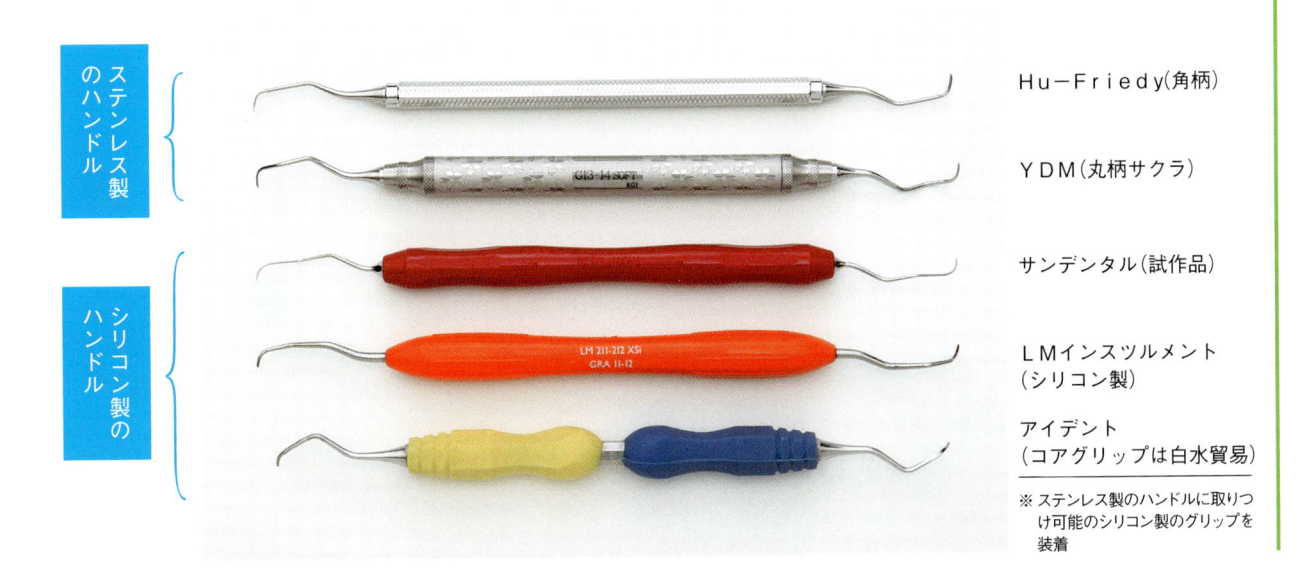

ステンレス製のハンドル
- Hu-Friedy（角柄）
- YDM（丸柄サクラ）

シリコン製のハンドル
- サンデンタル（試作品）
- LMインスツルメント（シリコン製）
- アイデント（コアグリップは白水貿易）

※ステンレス製のハンドルに取りつけ可能なシリコン製のグリップを装着

スケーラー

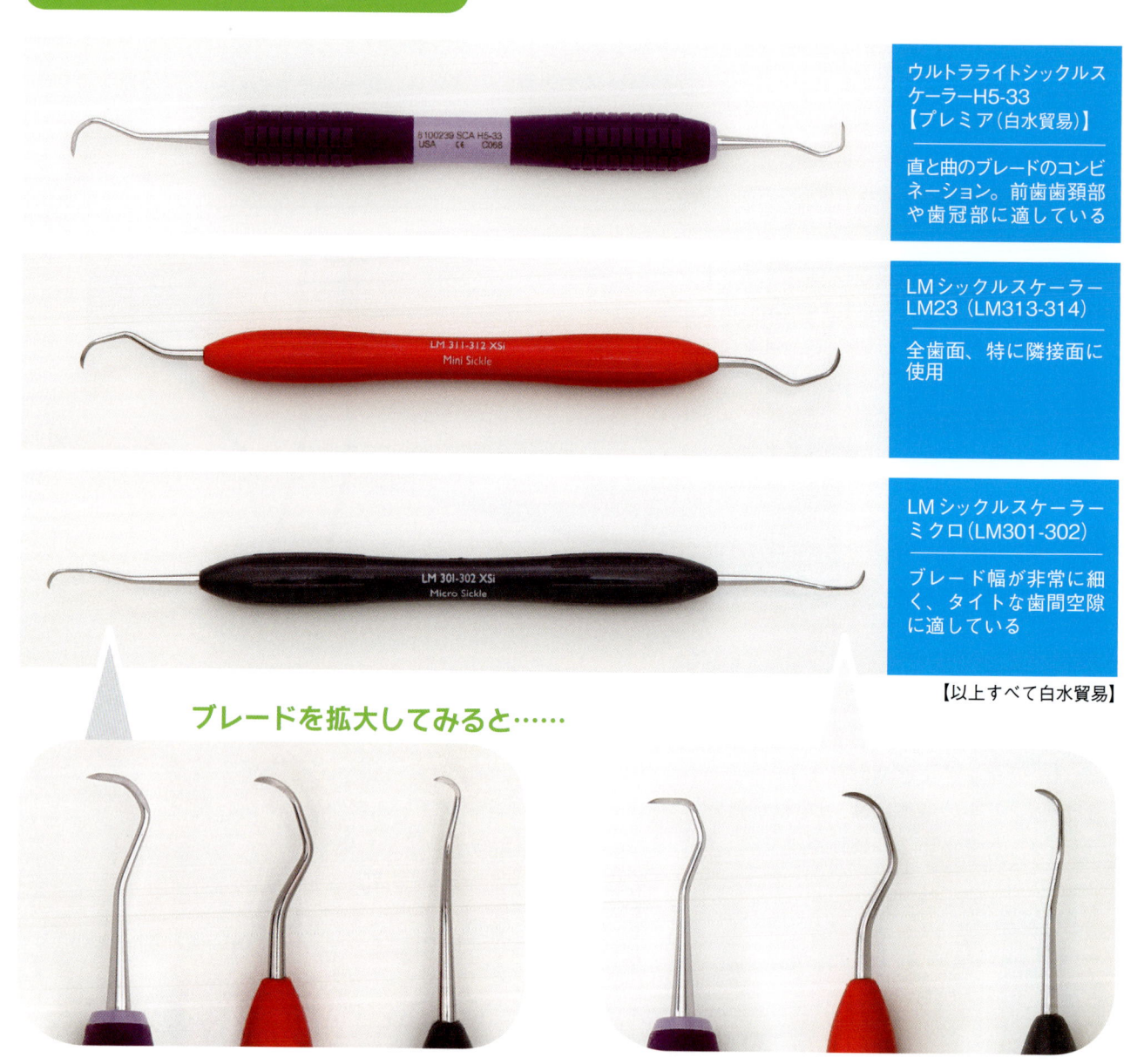

シックルスケーラー

ウルトラライトシックルスケーラーH5-33【プレミア（白水貿易）】
直と曲のブレードのコンビネーション。前歯歯頸部や歯冠部に適している

LMシックルスケーラーLM23（LM313-314）
全歯面、特に隣接面に使用

LMシックルスケーラーミクロ（LM301-302）
ブレード幅が非常に細く、タイトな歯間空隙に適している

【以上すべて白水貿易】

ブレードを拡大してみると……

それぞれがさまざまな形状をしていることがわかる。

シックルはいつ使う？

歯冠部の歯肉縁上の歯石除去に使います。前歯部の隣接面、臼歯部のコンタクト直下の歯石除去には適していますが、基本的に根面根の使用は不適切といわれています。

TOOL1 **基本のインスツルメント**

ダルスケーラー

●スケーラーのシャープニングの練習の際に使用する、ブレードのエッジが形成される前の状態のスケーラーです。
　カッティングエッジを自分のシャープニングで下図のように70〜80°の角度に作り上げることができるので、シャープニングのトレーニングや確認のために有効です。

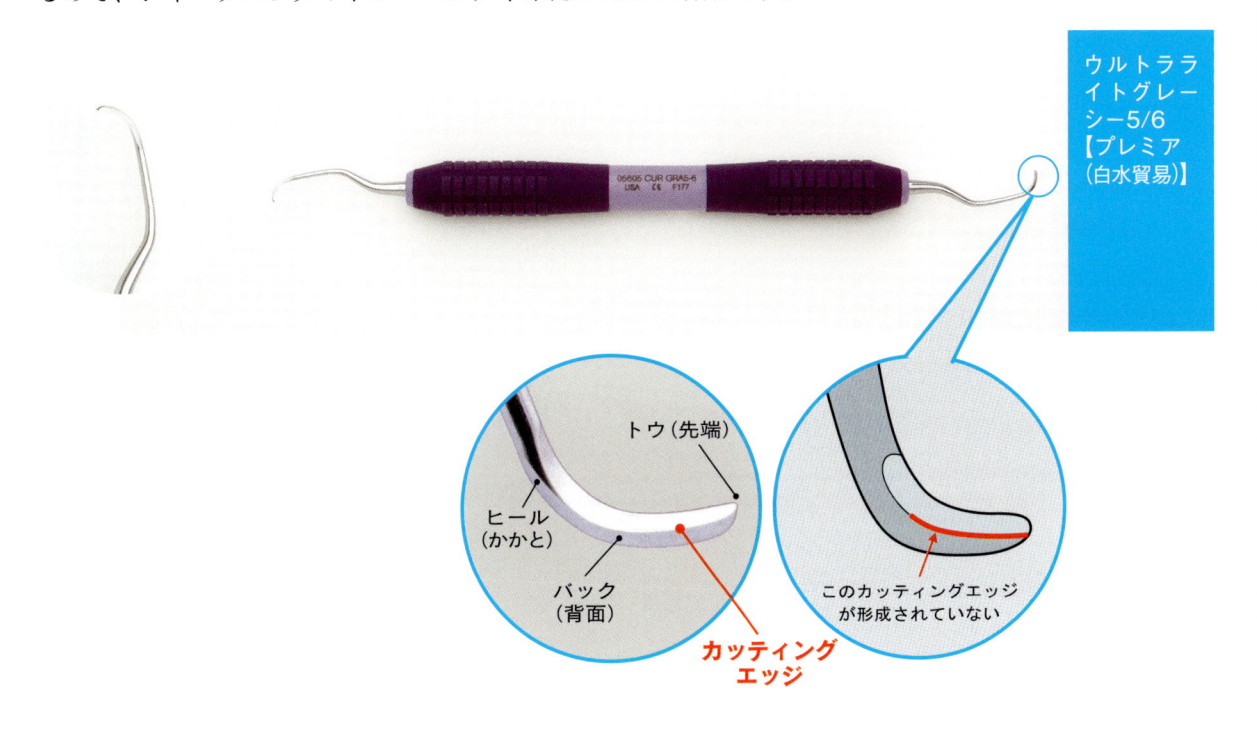

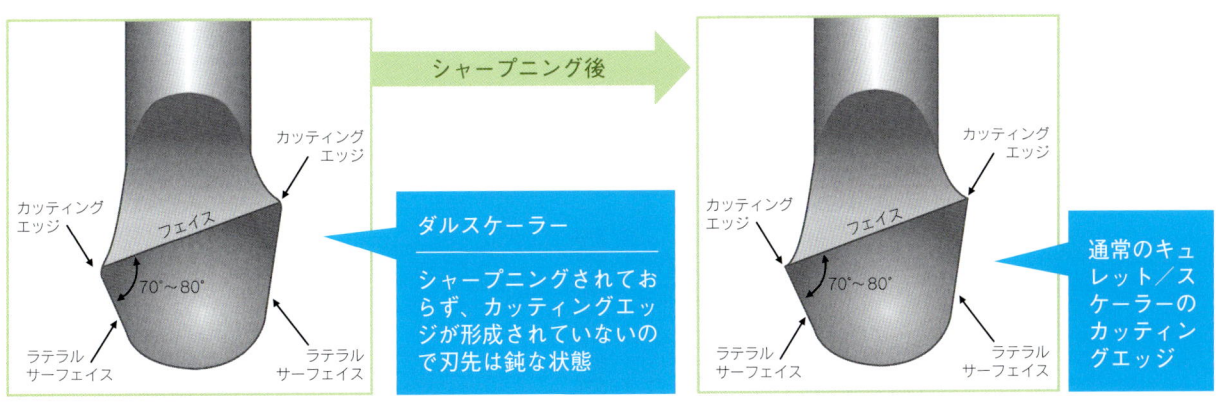

ウルトラライトグレーシー5/6
【プレミア（白水貿易）】

トウ（先端）
ヒール（かかと）
バック（背面）
カッティングエッジ

このカッティングエッジが形成されていない

シャープニング後 →

ダルスケーラー
シャープニングされておらず、カッティングエッジが形成されていないので刃先は鈍な状態

カッティングエッジ
フェイス
70°〜80°
ラテラルサーフェイス

通常のキュレット／スケーラーのカッティングエッジ

カッティングエッジ
フェイス
70°〜80°
ラテラルサーフェイス

5 キュレット

キュレットの種類

- キュレットスケーラーにはグレーシーキュレット、ユニバーサルキュレットがあります。

グレーシーキュレット

- もっとも一般的に臨床で使用されている部位別キュレット。シャンクの長さやブレードの大きさなどをポケットの形状などに合わせて選択します。

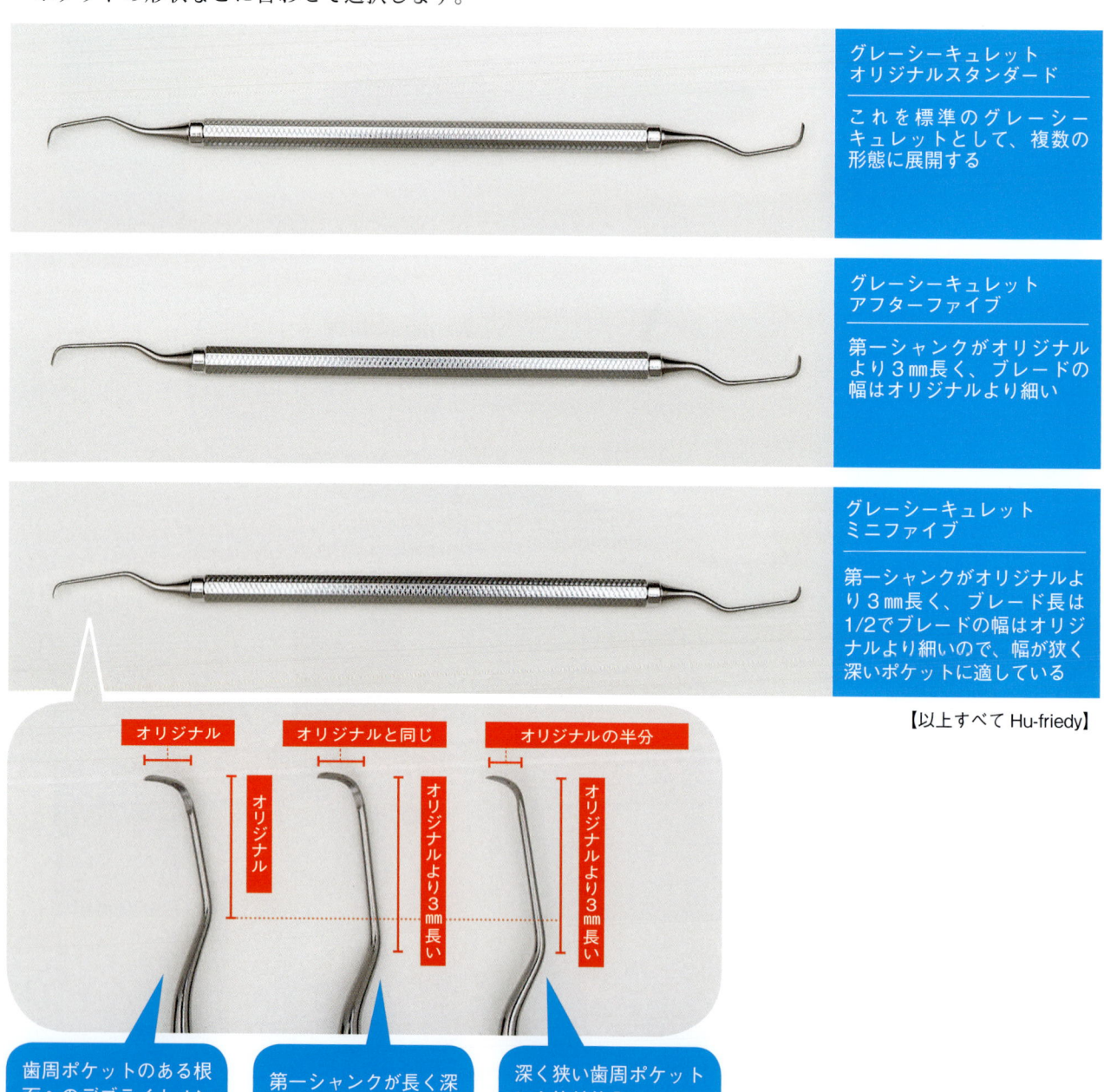

グレーシーキュレット オリジナルスタンダード
これを標準のグレーシーキュレットとして、複数の形態に展開する

グレーシーキュレット アフターファイブ
第一シャンクがオリジナルより3mm長く、ブレードの幅はオリジナルより細い

グレーシーキュレット ミニファイブ
第一シャンクがオリジナルより3mm長く、ブレード長は1/2でブレードの幅はオリジナルより細いので、幅が狭く深いポケットに適している

【以上すべて Hu-friedy】

オリジナル	オリジナルと同じ	オリジナルの半分
オリジナル	オリジナルより3mm長い	オリジナルより3mm長い
歯周ポケットのある根面へのデブライトメントに適している	第一シャンクが長く深い歯周ポケットに届く	深く狭い歯周ポケットにも比較的入りやすい

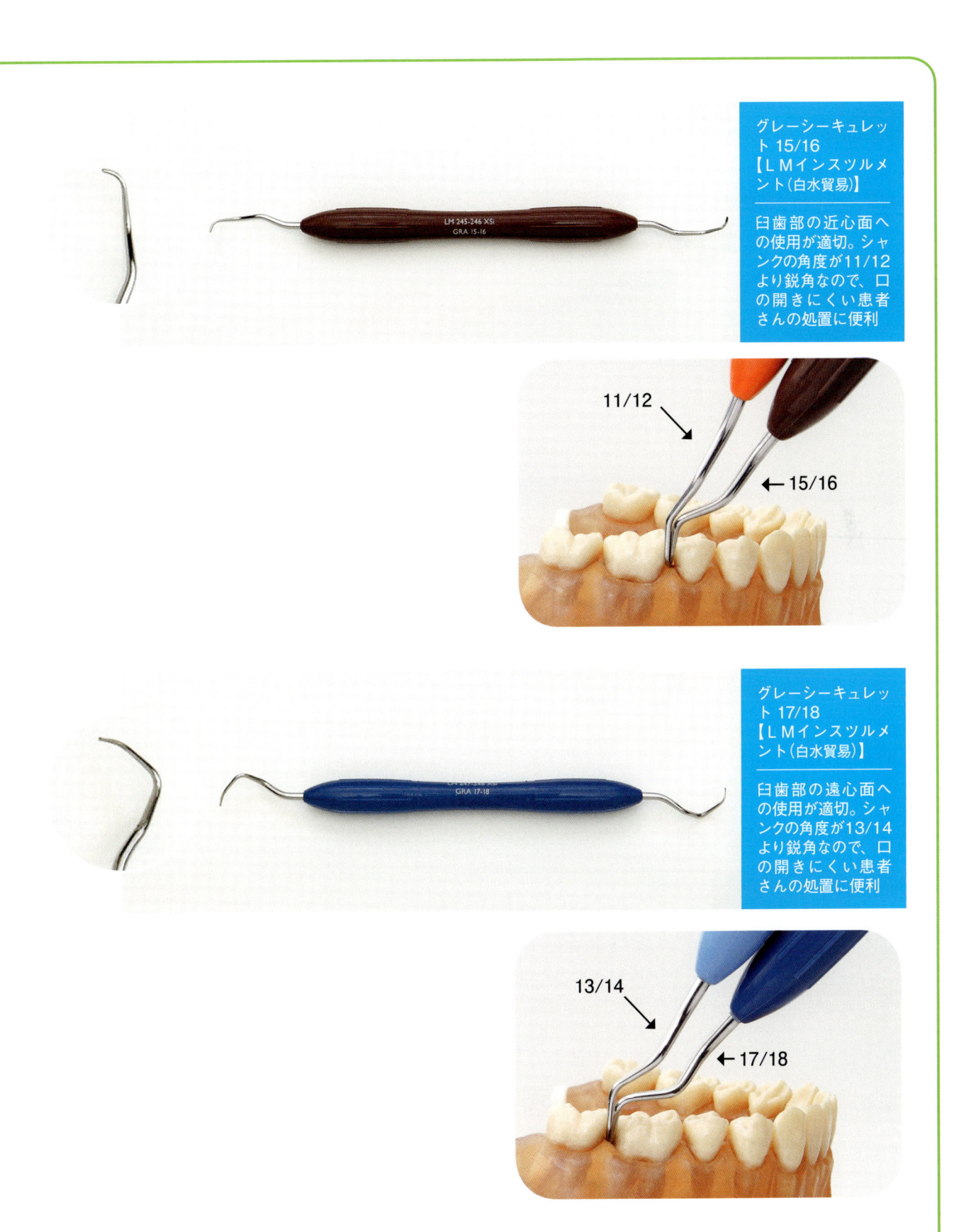

TOOL1 **基本のインスツルメント**

グレーシーキュレット 15/16【LMインスツルメント（白水貿易）】

臼歯部の近心面への使用が適切。シャンクの角度が11/12より鋭角なので、口の開きにくい患者さんの処置に便利

11/12 →
← 15/16

グレーシーキュレット 17/18【LMインスツルメント（白水貿易）】

臼歯部の遠心面への使用が適切。シャンクの角度が13/14より鋭角なので、口の開きにくい患者さんの処置に便利

13/14 →
← 17/18

キュレット

ユニバーサルキュレット

- ローワーシャンクに対してブレードの内面が90°になっているため、平行した2つのカッティングエッジを持ちます。その両刃を使い、1本ですべての歯面をインスツルメンテーションできます。

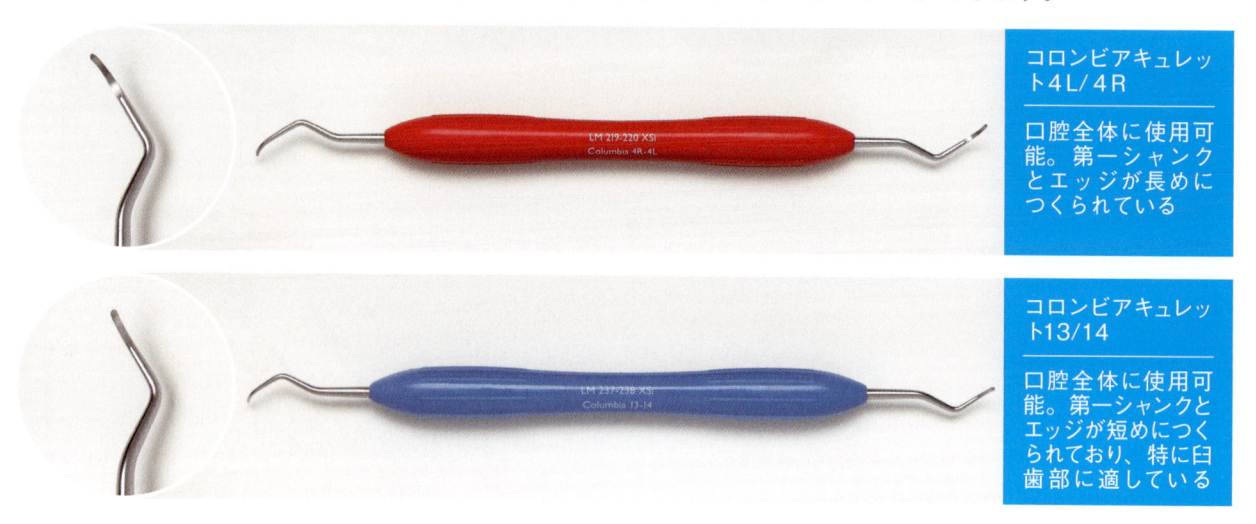

コロンビアキュレット4L/4R
口腔全体に使用可能。第一シャンクとエッジが長めにつくられている

コロンビアキュレット13/14
口腔全体に使用可能。第一シャンクとエッジが短めにつくられており、特に臼歯部に適している

【以上すべてＬＭインスツルメント（白水貿易）】

Step Up のための Recommend book

■ 歯科衛生士臨床のための Quint Study Club
**新人歯科衛生士のための
ペリオドンタルインスツルメンテーション**
ハンド＆超音波スケーラーの基本操作とシャープニングテクニック
監修：沼部幸博
著　：伊藤　弘、藤橋　弘、安生朝子、長谷ますみ、田島菜穂子、風見健一
発行：クインテッセンス出版

■ **歯科衛生士のためのステップアップ！ 歯周治療**
初診からメインテナンスまで
著　：大住祐子
発行：クインテッセンス出版

TOOL1 **基本のインスツルメント**

ランガーキュレット

● ユニバーサルキュレットのブレードに、グレーシーキュレットのシャンクを組み合わせたもの。グレーシーキュレットの特徴を生かし、この3本で口腔内の全部位に使用することができます。

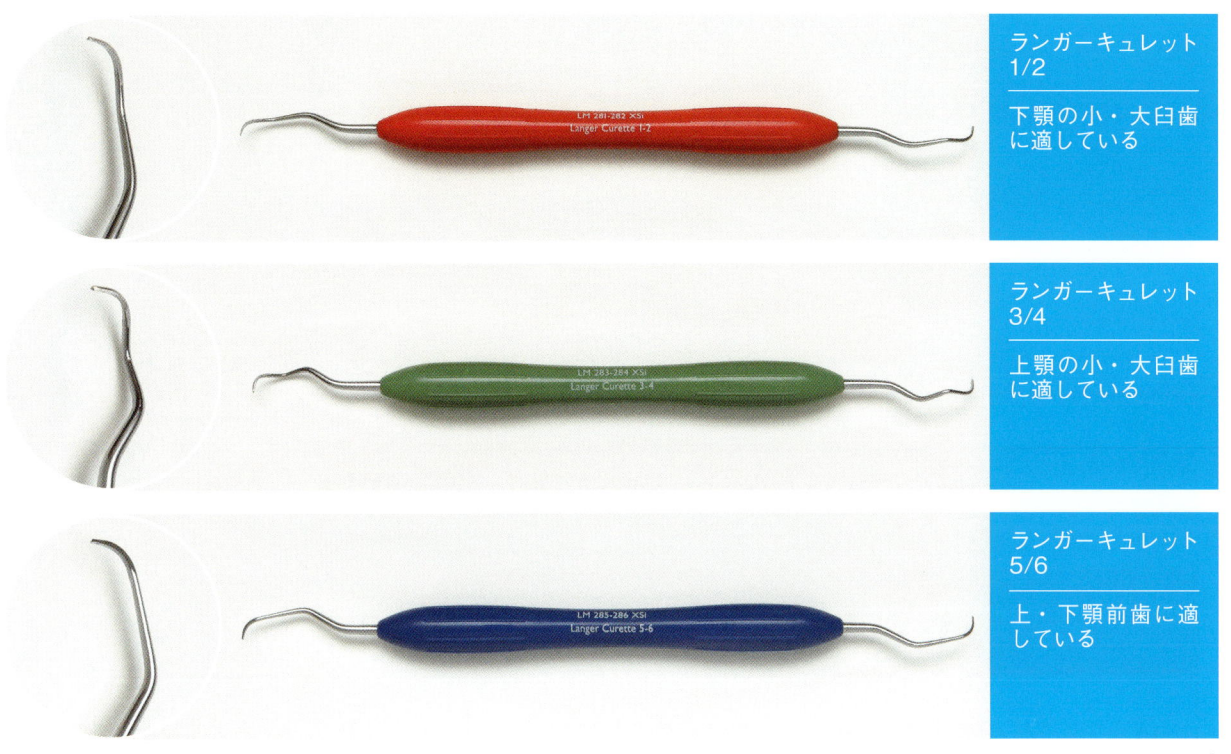

ランガーキュレット 1/2
下顎の小・大臼歯に適している

ランガーキュレット 3/4
上顎の小・大臼歯に適している

ランガーキュレット 5/6
上・下顎前歯に適している

【以上すべてＬＭインスツルメント（白水貿易）】

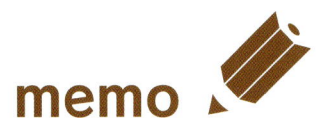

memo 気づいた点や自分のくせなどをメモしよう

●● TOOL2 ●●

超音波スケーラー
エアースケーラー

ここでは、国内で販売されている主な製品の特徴を示します。

超音波スケーラー

① ピエゾンマスター600 (株式会社松風)
② スプラソン P - Max ＋【多目的超音波ユニット】(白水貿易株式会社)
③ キャビトロン プラス (デンツプライ三金株式会社)
④ バリオス 750LUX (株式会社ナカニシ)

エアースケーラー

① エアーソルフィー (株式会社モリタ)
② KaVo ソニックフレックス エアースケーラー 2003L
　 (カボデンタルシステムズジャパン株式会社)
③ Ti-Max S950L (株式会社ナカニシ)

TOOL2 超音波スケーラー／エアースケーラー

株式会社松風　超音波スケーラー
① ピエゾンマスター600

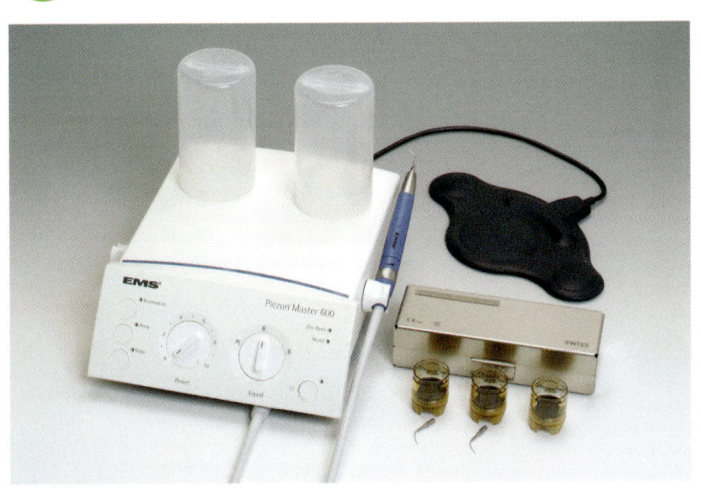

- **治療目的に合ったモード切替ボタン**
  修復、ペリオ、エンドの各ボタンを選択することにより、治療目的に合ったパワーで効率的な処置が行えます。
- **1ハンドピース・2ボトル**
  液の選択ノブを切り替えることで、1本のハンドピースで2本装着しているボトルから洗浄液を選択してお使いいただけます。
- **ブーストペダルでパワフルなスケーリング**
  フットコントローラ内のブーストペダルを踏み込むことにより、本体のパワーノブを操作することなく超音波振動を強くすることができます。

使用チップの特徴

❶チップA（歯肉縁上歯石除去） 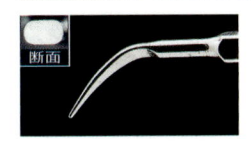
歯肉縁上・歯間部の歯石除去用です。チップ先端を歯面に突きあてずに、チップ側面を歯面に平行にあて、前後に引いたり押したりして使用します。

❷チップP（歯肉縁上・歯肉縁下3mmまでの歯石除去） 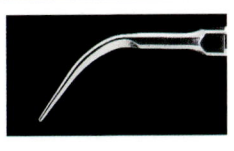
歯肉縁上・縁下、歯間部の歯石除去用チップです。歯肉縁下3mmまでの浅いポケットに使用します。

❸チップPS（歯肉縁下10mmまでの歯石除去） 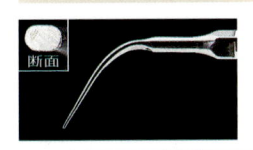
歯肉縁下の歯石除去用で使用頻度の高いチップです。歯肉縁下10mmまでの深いポケットに使用します。

❹チップPL1（左側湾曲、デブライドメント処理用） 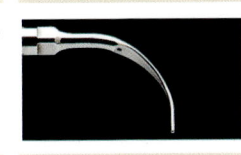
小臼歯・大臼歯部の歯肉縁下のデブライドメント処理用です。左に湾曲しており、根面隅角に沿わせる用に使用します。

❺チップPL2（右側湾曲、デブライドメント処理用） 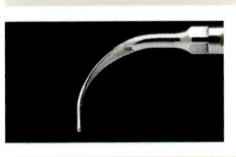
小臼歯・大臼歯部の歯肉縁下のデブライドメント処理用です。右に湾曲しており、根面隅角に沿わせる用に使用します。

❻チップPL3（ストレート、デブライドメント処理用） 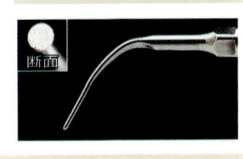
前歯部・臼歯部の歯肉縁下のデブライドメント処理用です。プローブに類似した形状で、深いポケットに適しており、根面の状態の把握もできます。

❼チップPI（インプラントの上部構造に沈着したプラークおよび歯石除去用） 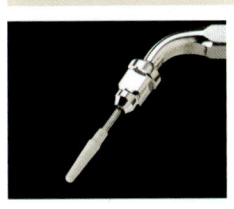
インプラントのメインテナンス用で、先端部を樹脂コーティングしており、インプラントの表面からプラークや歯石を除去できます。
（※別売品のエンドチャック120または90に装着して使用します）

製品問合せ先

◆株式会社 松　風
住　所：〒605-0983
　　　　京都市東山区福稲上高松町11
電　話：075-561-1112
FAX：075-561-1747
E-mail：webmaster@shofu.co.jp
URL：http://www.shofu.co.jp/

白水貿易株式会社 超音波スケーラー

② スプラソン P-Max+

多目的超音波ユニット

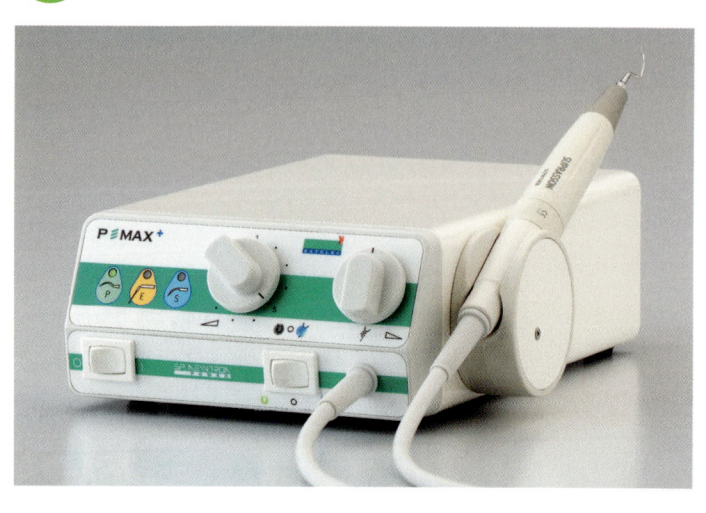

- ニュートロンモジュールを搭載し、あらゆる状況下で安定したパワーを実現しました。
- チップの振動状態を常にモニターし、いつでもチップが最適な状態で発振するように自動的にリアルタイムで周波数を調整します。
- チップにかかった負荷の状態に応じて電気回路を制御し、発振のパワーが低下するのを防ぎ、常に安定した一定のパワーの振動を得ることが可能になりました。
- ハンドピースの先端部カバーがネジ式で簡単に取り外せるようになったため細部の洗浄が可能になり、より衛生的になりました。

使用チップの特徴

1 スプラソンチップ #1
歯肉縁上、歯間部用で一番使用頻度の高いチップです。歯面にあて、前後に引いたり押したりして使用します。エナメル質を傷つけずに歯石を除去します。

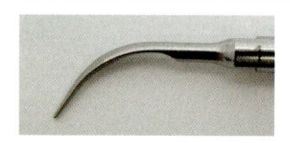

2 スプラソンチップ #1S
基本的な使用方法はスプラソンチップ#1と同じですが、チップ先端の長さが#1よりも細長く、歯間遠心部などにより到達しやすくなっています。

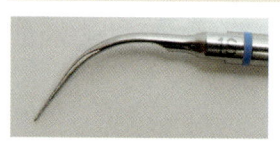

3 URM ペリオハードチップ H1
ユニバーサルタイプ ダイヤモンド付。主に前歯に使用しますが、ほとんどの部位のルートプレーニングに適用できます。

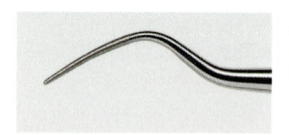

4 URM ペリオハードチップ H3
ユニバーサルタイプ キュレット。歯面に沈着した大量の歯石の除去等、スケーリングの最初に使用します。根面のマイクロファイバーのカットにも用います。

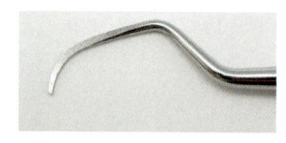

5 URM ペリオハードチップ メタルソフト HY1
3のH1と同じエリアで、主にメインテナンス(バイオフィルムの破壊等)に使用します。チップの先端から10mmの部分にマーキングがあります。

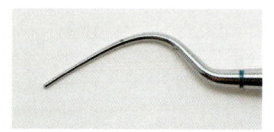

6 URM ペリオソフトチップ PH1
メインテナンス用のユニバーサルタイプで、インプラントにも使用可能です。全ての歯に適用できますが、特に前歯に適しています。また、天然歯の裂溝等の研磨にも使用可能です。(プラスチック製)

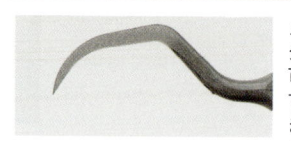

7 B.D.R. チップ TK1-1S
プローブと同じような細い形状で4mmより浅いポケットに適しています。先端は丸く仕上げられ、根面を傷付けずにバイオフィルムを破壊します。
(山形県酒田市開業・熊谷 崇先生開発)

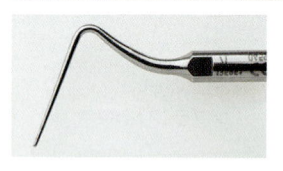

製品問合せ先

◆白水貿易株式会社
住 所:〒532-0033
　　　大阪市淀川区新高1-1-15
電 話:06-6396-4400
FAX:06-6396-4457
E-mail:hakusui@hakusui-trading.co.jp
URL:http://www.hakusui-trading.co.jp/

TOOL2 **超音波スケーラー／エアースケーラー**

デンツプライ三金株式会社　超音波スケーラー

③ キャビトロン プラス

マグネット方式超音波スケーラー(30Kタイプ)

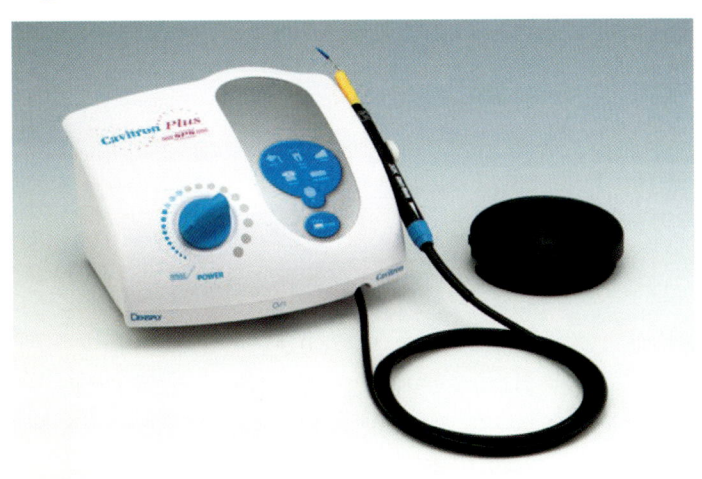

● マグネット方式超音波スケーラーの特徴は、他のピエゾ式スケーラーとは異なり、インサートチップの先端が楕円形を描き振動をすることです。そのため、歯の表面をなでるように歯石を除去するため、患者さんや術者が感じる振動が優しく、またチップの作業面積が広くなるため、作業効率が高くなります。チップの先端はどの面を使用しても歯石が取れるため容易にスケーリングが行えます。また、十分な洗浄水を使用し、キャビテーションを効果的に行います。その洗浄水は温かく、知覚過敏の患者さんにも安心してご使用いただけます。

使用チップの特徴

１ FSI-3（歯肉縁上スケーリング用、FSIシリーズ） 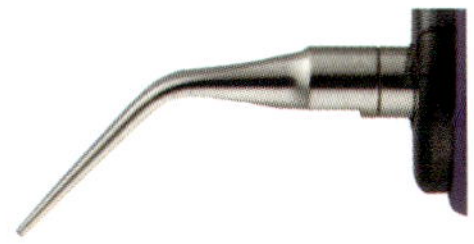
舌側面色素沈着除去に。

２ FSI-10（歯肉縁上スケーリング用、FSIシリーズ） 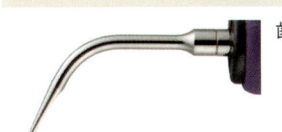
歯肉縁上用ユニバーサルタイプ。

３ FSI-100（歯肉縁上スケーリング用、FSIシリーズ） 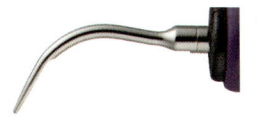
少量から中程度の歯石沈着部に。

４ FSI-1000（歯肉縁上スケーリング用、FSIシリーズ）
中程度から多量の歯石沈着に。

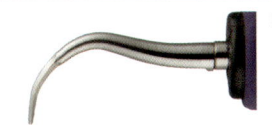

５ FSI-SLI 10L（デブライドメント用、FSI-SLIシリーズ） 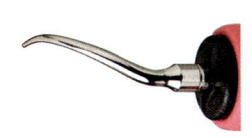
上顎右側・下顎左側頬側
上顎左側・下顎右側舌側
（グレーシーキュレット11/12、13/14対応）

６ FSI-SLI 10S（デブライドメント用、FSI-SLIシリーズ） 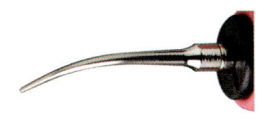
ポケット深さ4mm程度以下の前歯部、臼歯部
ポケット深さ4mm程度以上の前歯部

７ FSI-SLI 10R（デブライドメント用、FSI-SLIシリーズ） 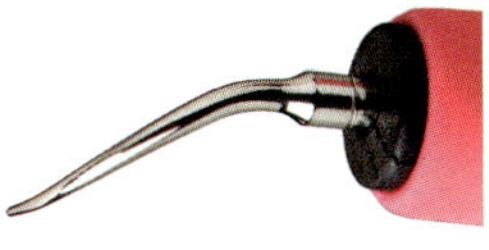
上顎右側・下顎右側舌側
上顎左側・下顎右側頬側
（グレーシーキュレット11/12、13/14対応）

８ プラスチック製ディスポーザブルチップ（インプラント埋入部清専用）
プラスチック製でフィクスチャーアバットメントを傷つけない／マグネット方式で衝撃が分散されるためインプラント体や補綴物に優しい／弱いパワーレンジのブルーゾーン＊でもパワーが安定しているので適切なインプラントメインテナンスが可能。

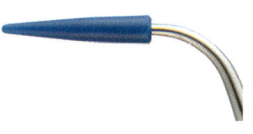

＊インプラントメインテナンスや歯肉縁下のスケーリングに使用する弱いパワーゾーン

製品問合せ先

◆デンツプライ三金株式会社 カスタマー・サービス・センター
住　所：〒106-0041
　　　　東京都港区麻布台1-8-10
電　話：0120-789-123
FAX：0120-789-129
URL：http://www.dentsply-sankin.com

株式会社ナカニシ | **超音波スケーラー**

④ バリオス 750LUX

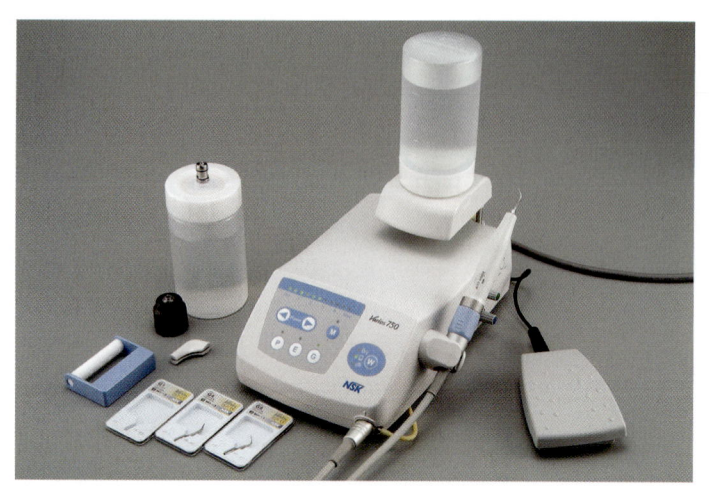

- **シンプル操作**：P、E、G の３つのモード(ペリオ エンド ゼネラル)とパワーで、力強いパワーから繊細なパワーまでボタン操作で簡単に設定。
- **オートクリーニングモード**：消毒液を使用後ボタンを２秒間押すだけで、注水回路を自動的に洗浄するオートクリーニングモードを搭載。
- **メモリー機能**：よく使うモードやパワーをMボタン１つで簡単にメモリーし呼び出し可能。さらに各モードで前回設定したパワーが記憶されるので便利。
- **豊富なチップライン**：臨床で求められる多目的なニーズに応える70種以上のチップラインナップがペリオ/エンド/スケーリング/修復への治療を可能に。

使用チップの特徴

❶G1チップ 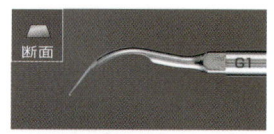
主に縁上や歯間部のスケーリングに適した、断面が台形のチップです。側面を使用することで効果的に除石が行えます。

❷G4チップ 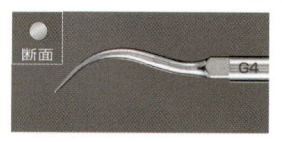
主に歯肉辺縁や歯間部のスケーリングに適した、先端が細く断面が丸いチップです。断面が丸いため、歯面を傷つけにくくステインの除去や仕上げにも適しています。

❸G6チップ 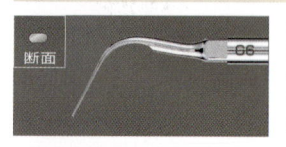
歯肉縁上、縁下とも使用できる断面が四角いチップで、狭い歯間部へも無理なくアクセスできます。また面の部分が広いので薄い歯石の除去などにも効果的です。

❹P2D(右湾曲タイプ)/P3D(左湾曲タイプ)チップ 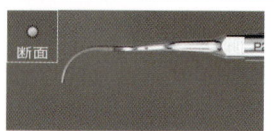
丸い断面に細かいダイヤモンド粒子をコーティングした屈曲型のチップです。主に臼歯部の近遠心や分岐部への使用に適しています。

❺P10チップ 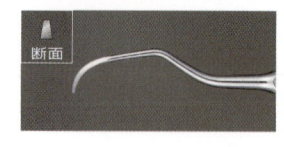
シャープエッジタイプなので、超音波スケーラーでは通常わかりにくい歯石の付着状況が手指に伝わりやすく、縁下での操作が効果的に行えます。非常に薄い形なので、ポケット内へのアクセスがスムーズで全顎的に使用できます。

❻P20チップ 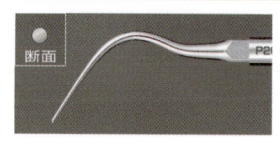
断面が丸く歯面を傷つけにくいので、メインテナンスや仕上げに適しています。細長い形態でポケット内へのアクセスがスムーズに行えるので全顎的に使用できるチップです。

❼P40/P41チップ 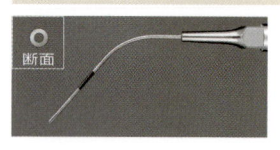
イリゲーション専用チップです。チップの先端から、6mmのところに3mm幅のマーキングを施しているので、ポケットの深さに合わせて安全に確実に洗浄が行えます。チップ径の異なる２種類のラインナップがあります。

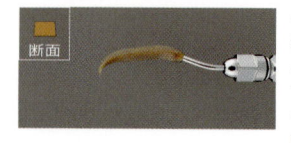

❽V-P10チップ
チップ先端にプラスチック加工を行ったインプラント・補綴物のメインテナンスに適したチップです。先端が細い為、ポーセレンやセラミッククラウンのマージン部に付着したプラークや、柔らかい歯石の除去も効果的に行えます。

製品問合せ先

◆株式会社ナカニシ
住　所：〒322-8666
　　　　栃木県鹿沼市下日向700
電　話：0120-7242-56（お客様相談窓口）
FAX：0289-62-5636
URL：http://www.nsk-nakanishi.co.jp/

TOOL2　**超音波スケーラー／エアースケーラー**

株式会社モリタ　エアースケーラー
① エアーソルフィー

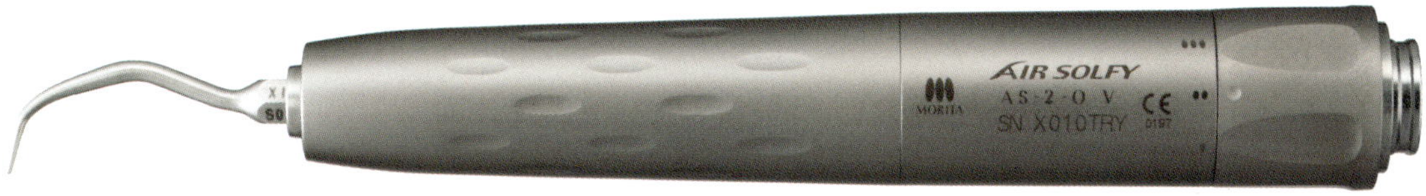

●効率的なスケーリング、ルートプレーニング、PMTC時の歯間清掃や舌苔除去などを実現する患者さんに優しいエアースケーラーです。ソフトなタッチながらパワフルで効率的な歯石とバイオフィルム除去が行える、穏やかで粘り強い振動が持ち味。しかも3段階のパワー可変により、スケーリングからルートプレーニング、歯間清掃まで症例に応じた最適な振動が選べます。

振動発生部に超硬質特殊表面処理を施し優れた耐久性も実現、さらに患部へ的確に注水し患者さんへの飛散を抑制する注水機能、治療部位を安定した明るさで照射するグラスロッドタイプのライトガイドなど、患者さんへの配慮を優先させたエアースケーラーです。

使用チップの特徴

下記3種類のチップを目的に合わせ選択。
特に「エアーソルフィー」独自のチップとなる「ルートプレーニングチップ」は、小球の振動による高い歯石除去率が魅力。深いポケットや根分岐部にも到達しやすい形態で効果的なスケーリングを可能にします。

1 ユニバーサルチップ
一般的なスケーリングとルートプレーニング用。尖端が細くストレートに近い形状で、歯肉縁上はもちろん歯肉縁下、狭い隣接面、ポケット内部にもよく到達する。

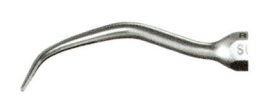

2 ルートプレーニングチップ （オプション）
チップ尖端に配した小球が特徴。小球の振動により、硬く付着した歯石や汚染セメント質を容易に除去することができる。歯肉縁下の硬い歯石に特に有効的。

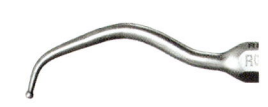

3 ブラシチップ ブラシSSS （ブラシSS：オプション）
超音波スケーラーにはないタイプのチップで、隣接面や根分岐部のプラークとバイオフィルムの除去、PMTC時の歯間隣接面の清掃に小型ブラシを装着して使用。

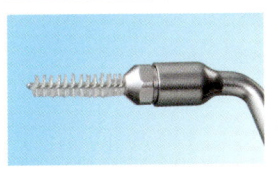

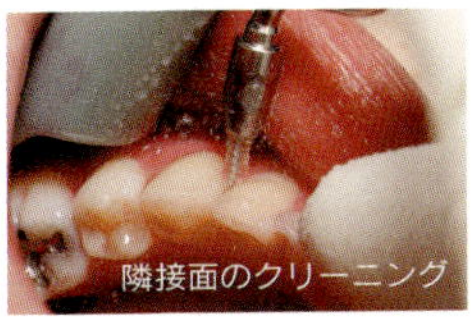

隣接面のクリーニング

4 舌苔除去ブラシチップ （オプション）
音波振動によりソフトで効率の良い舌苔除去が可能。舌苔ブラシの動作方向は、基本的に舌背の後方から前方へ、十分な注水下で軽くなでる程度で確実な除去ができる。

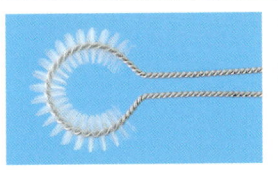

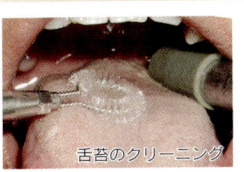

舌苔のクリーニング
※写真提供：九州歯科大学保健医療フロンティア科学分野　安細敏弘先生

■チップスタンド
（オートクレーブ滅菌可能）

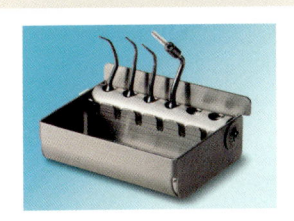

オリジナルケース。ふたを開けると同時にチップが格納されている棚が起き上がり、チップがそのまま取り出しやすくなっている。

製品問合せ先

◆株式会社モリタ
　住　所：〒564-8650
　　　　　大阪府吹田市垂水町3丁目33-18
　電　話：06-6380-2525
　FAX：06-6380-1557
　URL：http://www.dental-plaza.com/

カボデンタルシステムズジャパン株式会社　エアースケーラー

② KaVo ソニックフレックス エアースケーラー 2003L

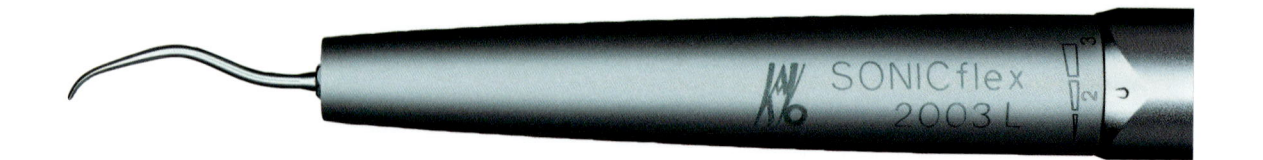

● KaVo ソニックフレックス エアースケーラー2003Lは、使用部位や用途に応じ3段階のパワー調節が可能なマルチエアスケーラーです。症例に適したパワーを選択できるため、安全でやさしく痛みの少ない治療の提供が可能です。通常のスケーリングにはもちろん、ブラッシング、予防、PMTC、歯周病、う蝕治療、口腔外科等幅広く使用できます。

また高性能グラスロッド照明により、どの部位でもピンポイントに明るく照らし出し術者の目の負担を軽減します。KaVo社独自のプラズマコーティングにより、表面はソフトなグリップ仕上げで、繰り返しの滅菌にも耐えられる強度さを兼ね揃えています。

使用チップの特徴

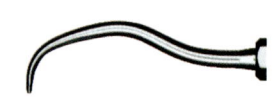

■1 ユニバーサルチップ
歯石除去用。先端の両側にエッジがついており、主に歯肉縁下のスケーリング、ルートプレーニングに向いています。

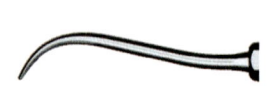

■2 シックルチップ
歯石除去用。ベーシックな鎌形スケーラーで歯肉縁上のスケーリングによく使用されます。

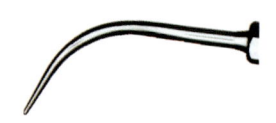

■3 ペリオチップ
歯石除去用。一般的にスケーリング後のペリオデブライドメントに使用されます。先端が細長いので、狭くて深いポケット等に有効です。

■4 ソニックフレックスクリーン

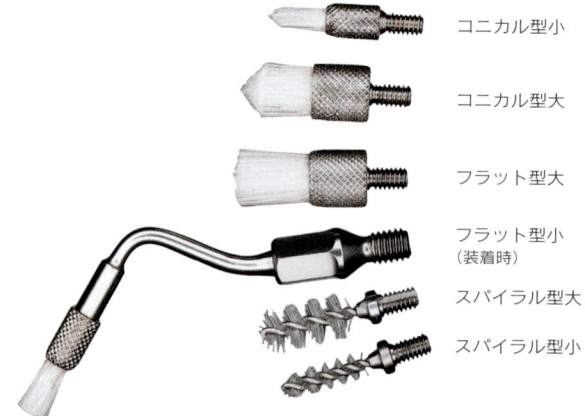

- コニカル型小
- コニカル型大
- フラット型大
- フラット型小（装着時）
- スパイラル型大
- スパイラル型小

回転運動ではなく震動運動のため、インプラント、裂溝部などの行き届かない部位の清掃とポリッシングに最適です。部位や形状に合わせ6種のブラシから選択できます。

製品問合せ先

◆カボデンタルシステムズジャパン株式会社
住　所：〒542-0081
　　　　大阪市中央区南船場1-18-17
　　　　商工中金船場ビル12階
電　話：06-6271-6800
ＦＡＸ：06-6271-6810
ＵＲＬ：http://www.kavo.jp/

TOOL2 **超音波スケーラー／エアースケーラー**

株式会社ナカニシ エアースケーラー

③ Ti-Max S950L

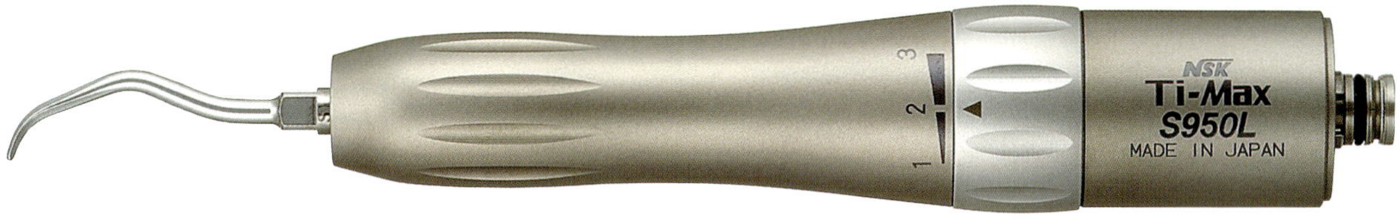

● 1本のハンドピースで幅広い治療を可能にするエアースケーラーS950Lは、オールチタン製ボディーで高い耐久性を誇り、軽量かつ高出力・低ノイズを実現しています。3段階のパワーコントロール機能により、スケーリングから歯内療法まで症例に応じた最適なパワー設定が可能です。光の届きにくい部位を明るく照らすリングライトを内蔵し、効果的な作業視野を確保します。またNSK LEDカップリングにも接続ができるため、自然光に近いLED照射下での治療環境も提供しています。

使用チップの特徴

●スケーリングチップ

1 S1（ユニバーサルタイプ）

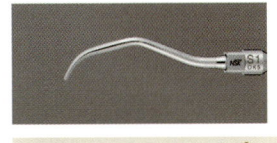

ユニバーサルタイプのチップで、活用範囲が広く全額的に使用できます。断面がひし形なので、角のエッジを当てることにより、効率よく除石が行えます。

2 S2（シックルタイプ）

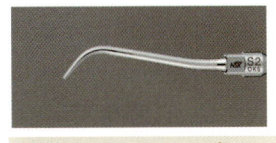

主に歯肉縁上や浅い縁下の除石に適した、1本で幅広く歯面の処置ができるシックルタイプスケーラーの形態をしたチップです。

3 S3（ペリオタイプ）

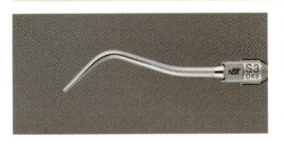

チップ先端が細く、歯間部や叢生部への操作も行いやすい形態です。ポケット内へのアクセスもスムーズに行え、断面がひし形なので、角のエッジを当てることにより、効率よく除石が行えます。

●ペリオチップ

1 S10・S20・S21R・S21L

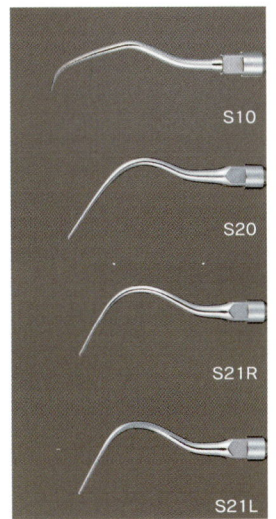

チップ先端が細長くポケット内へのアクセスがスムーズに行えるペリオ用チップです。断面が丸く歯面にキズがつきにくいので、メインテナンスに最適です。
前歯部から臼歯部の隣接面まで、使用部位にあわせた形態をお選びいただけます。

●ポリッシング

1 S50（ソニックブラシ）

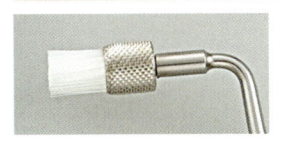

エアー圧による音波振動を利用してブラシが振動するため、歯質・補綴修復物を傷つけずに清掃が行えます。ブラシチップは6種の多様な形態があり、補綴物やインプラントへのメインテナンス、歯列矯正用ブラケットや裂溝部など届きにくい部位の清掃や、染め出し後やポリッシング後の口腔内洗浄等さまざまな用途にご使用いただけます。

製品問合せ先

◆株式会社ナカニシ
住　所：〒322-8666
　　　　栃木県鹿沼市下日向700
電　話：0120-7242-56（お客様相談窓口）
FAX：0289-62-5636
URL：http://www.nsk-nakanishi.co.jp/

●● TOOL3 ●●

使用後の道具について

インスツルメントは歯科衛生士の命

小林 明子

インスツルメントを大事にしよう

1 道具の手入れ ……………………………………… 139ページ
2 器具の管理 ………………………………………… 139ページ
3 シャープニング …………………………………… 140ページ

TOOL3 **使用後の道具について**

1 道具の手入れ

大切なこと

- 使用用途で使い分けを把握する
  ➡ スケーラーは切れるもの・切れないもの、シャープニングで細くなったものなど、カラーテープなどをつけて分類するとわかりやすい
- インスツルメントを滅菌(感染部、粘膜内に挿入のもの)、消毒(感染部に直接触れないもの)に分けて整理する
- スケーラー、キュレットは、シャープニングした後に滅菌して保管する
- 滅菌物は滅菌期限を明確に表示する
- マイ・インスツルメントを持つ

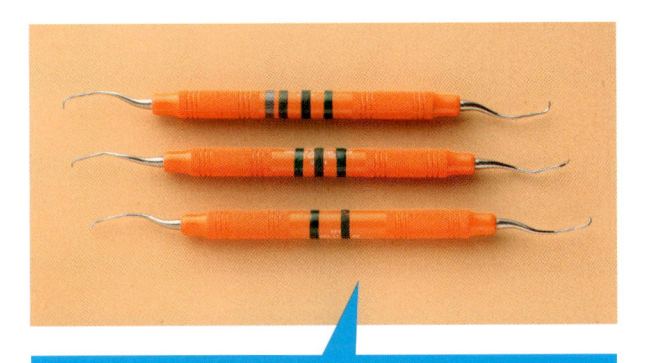

> カラーテープの本数で、「切れるもの」「切れないもの」「シャープニングで細くなったもの」に分類している。シャープニングで細くなるにつれ、カラーテープの本数が増えるようにするとわかりやすい。

> スケーラー、キュレットは、シャープニングした後に滅菌して保管する。日付を必ずつける。

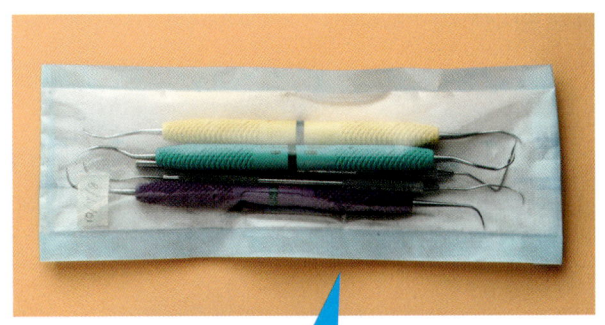

2 器具の管理

大切なこと

- 感染管理のために滅菌・非滅菌のものを分ける
- 作業時すぐに使えるように、区分けして整理する
- 滅菌物には滅菌日付、滅菌担当者名を記録する
- 在庫管理しておく
- マイ・インスツルメントを揃え、自分で道具管理することが理想

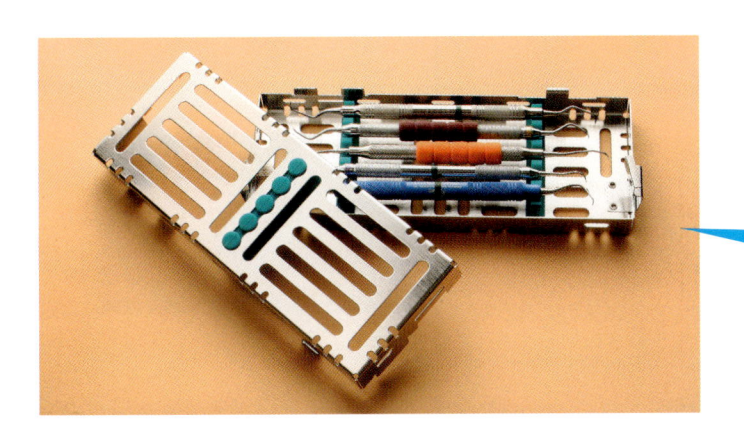

> マイ・インスツルメントを揃え、各自管理できるようになろう。

3 シャープニング

大切なこと

- キュレットの形態的特徴を理解する
- テストスティックを使用したカッティングエッジのチェックの仕方を習得する
- 滅菌物には滅菌日付、滅菌担当者を記録する
- シャープニングによりカッティングエッジの太さが変化しているため、在庫管理しておく

シャープニングの手順

※ グレーシーキュレットの場合

1 持ち方

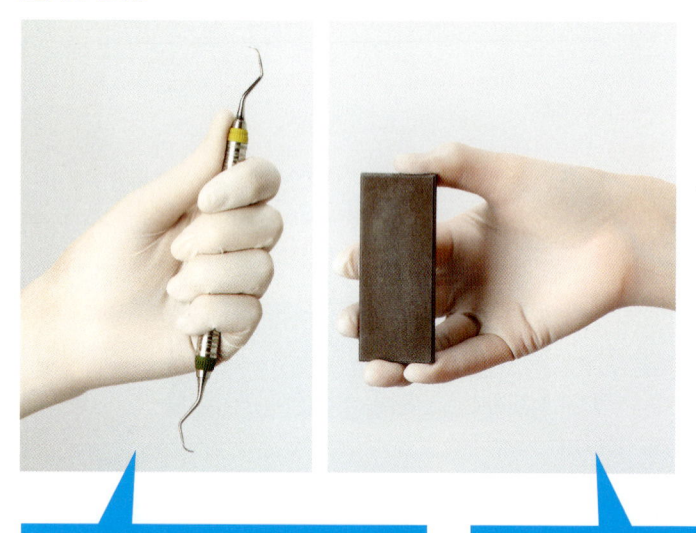

グローブをし、利き手と反対の手でハンドル部を把持。研磨しない方の第一シャンクを親指でおさえる。ぶれないようにし、なおかつ強く握り締めない。

利き手で持つ。なるべくストーンの表面に指先が出ないように把持する。

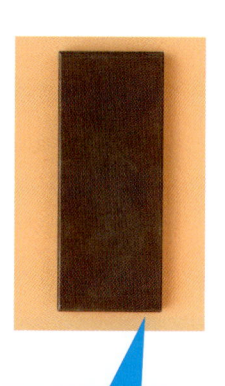

各種ストーンがあるが、作業中にもシャープニングをする場合があるため、オイル不要なセラミックストーンが理想的。

2 ストーンとキュレットの角度をつける

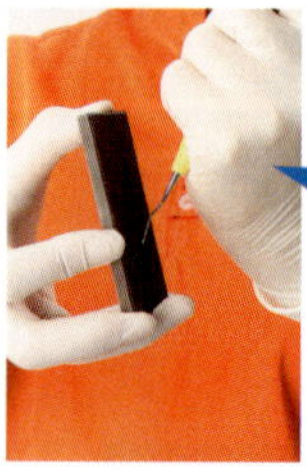

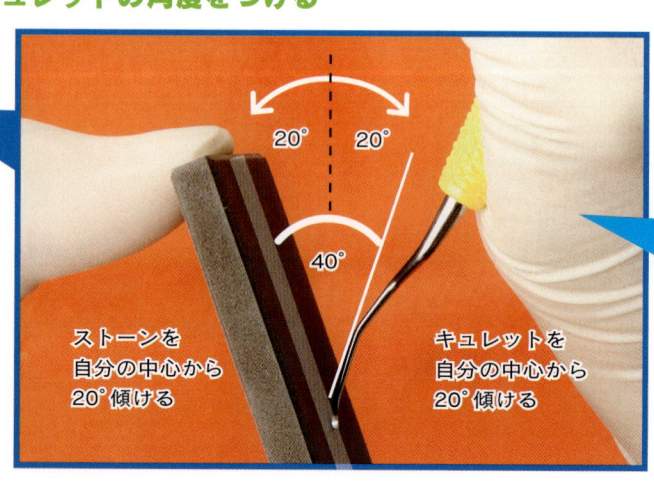

ストーンを自分の中心から20°傾ける

キュレットを自分の中心から20°傾ける

ストーンにブレードをあて、第一シャンクがストーンから40°になるようにする。左右の手を20°づつ傾けることで40°となる。

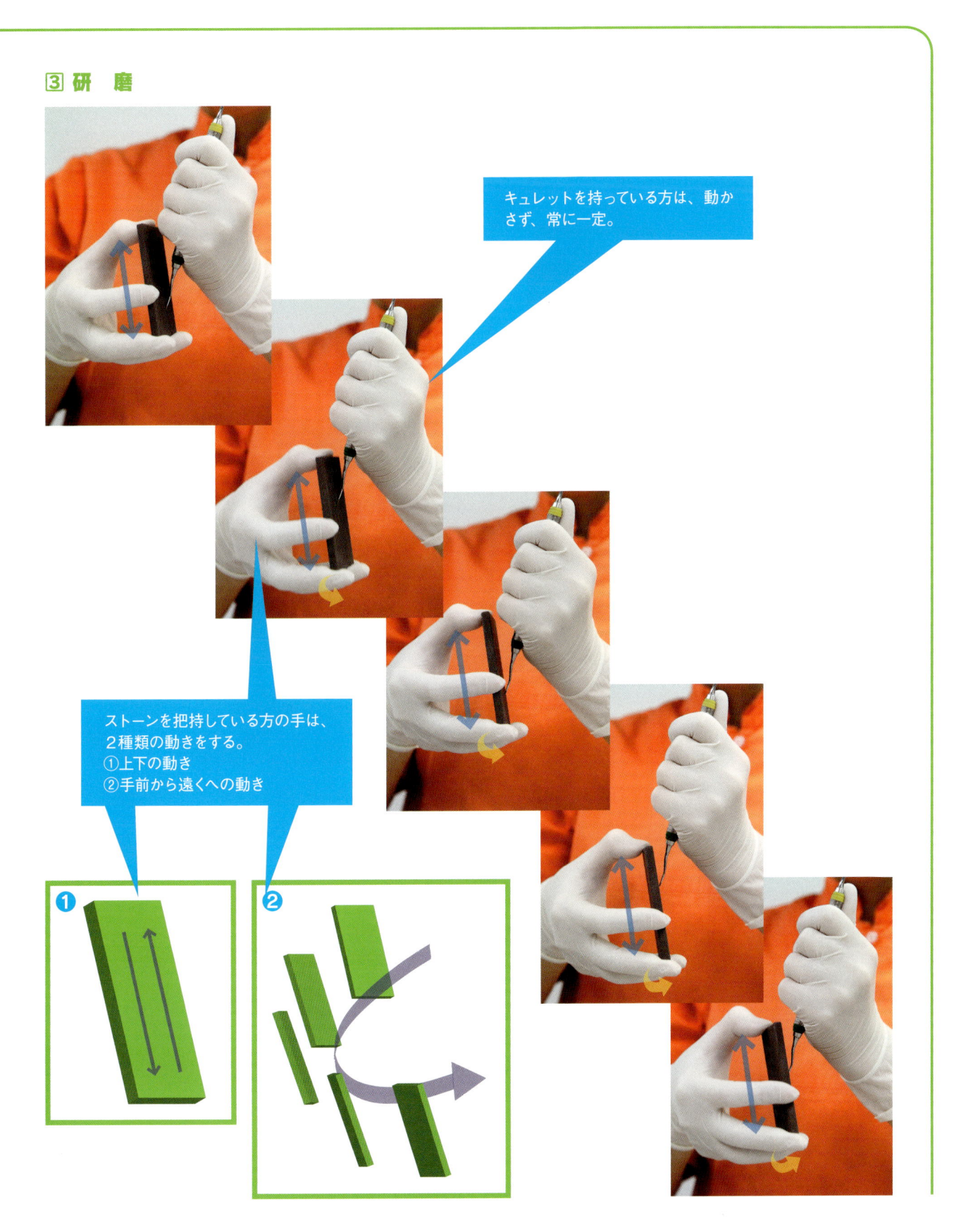

TOOL3 **使用後の道具について**

③ 研 磨

キュレットを持っている方は、動かさず、常に一定。

ストーンを把持している方の手は、2種類の動きをする。
①上下の動き
②手前から遠くへの動き

❶ ❷

141

テスティング

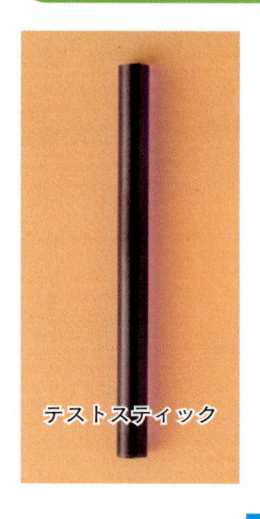

テストスティック

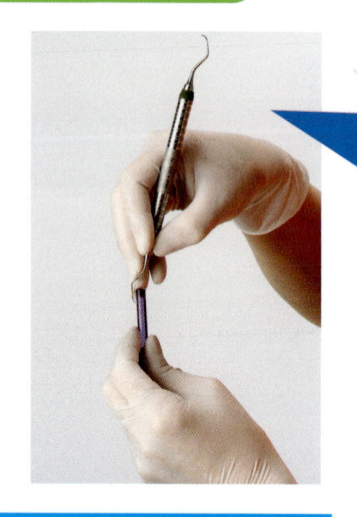

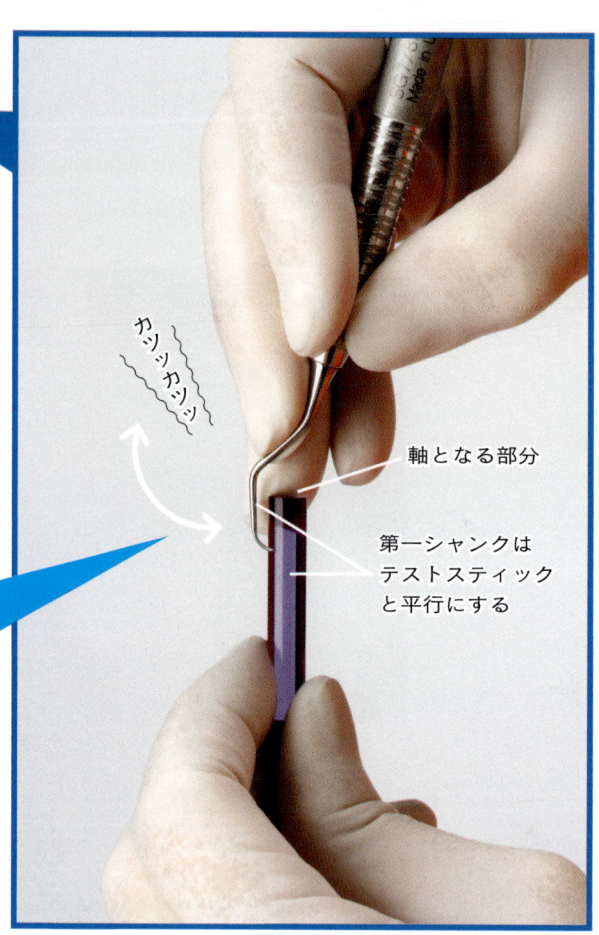

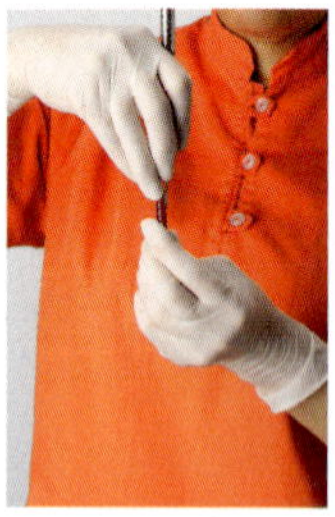

- 薬指でテストスティックを抑えている部分を軸にして、ブレードの部分を離す。振り子のように軽く押しあてる
- カツッとくいこむような音が出ればエッジができている

胸の前で持って行う

カッカッ

軸となる部分

第一シャンクはテストスティックと平行にする

Step Up のための Recommend book

■ 歯科衛生士臨床のための Quint Study Club
新人歯科衛生士のためのペリオドンタルインスツルメンテーション
ハンド＆超音波スケーラーの基本操作とシャープニングテクニック
監修：沼部幸博
著　：伊藤　弘、藤橋　弘、安生朝子、長谷ますみ、田島菜穂子、風見健一
発行：クインテッセンス出版

■ **歯科医院の感染管理　常識 非常識**
―Q&Aで学ぶ勘所と実践のヒント―
監修：前田芳信
編　：柏井伸子
発行：クインテッセンス出版

治療効果の上がる術者磨きへ。

「つまようじ法」ブラッシング専用設計。

毛先を歯間部に出し入れし、
歯肉をマッサージする
「つまようじ法」ブラッシング専用設計。
この1本で全顎のブラッシングを
効率よく行うことができます。

レギュラーヘッド　ふつう　やわらかめ

コンパクトヘッド　ふつう

無料サンプル・資料差し上げます
FAX 086-244-1351
貴医院名・住所・TELを
ご記入の上、FAXにて
お申込ください。

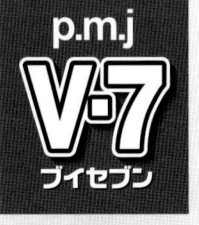

「つまようじ法」
ブラッシングについて
スタディーグループ等での
ご説明承ります。
詳しくは弊社まで
お問合せください。

p.m.j V-7 ブイセブン

「つまようじ法」歯ブラシ
ブイセブン

歯間に入りやすい V型2列植毛
毛先が歯と歯の間に入りやすいよう設計。つまようじ法をおこなうことにより、歯肉を効果的にマッサージできます。矯正中の方や、インプラント部のブラッシングにも適しています。

レギュラーヘッド　　コンパクトヘッド

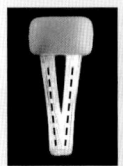

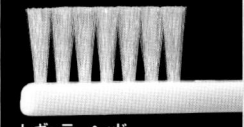

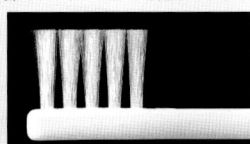

毛が長持ち 長持ちキャップ
両側の突起が毛先のひろがりを抑え、歯ブラシが長持ちします。

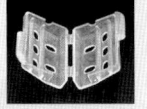

メーカー希望患者様参考価格／1本 263円（税込）
1箱10本入（ホワイト・イエロー・ピンク・ブルー・グリーン 各2本）

つまようじ法によるブラッシング

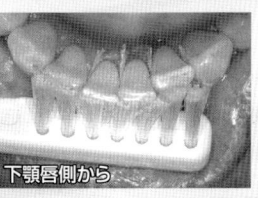

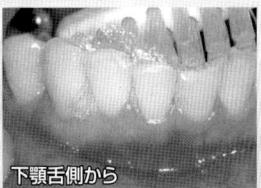

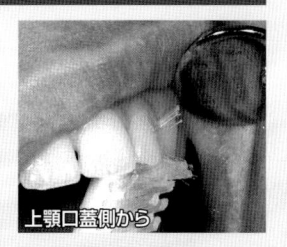

下顎唇側から　　上顎口蓋側から　　下顎舌側から

フリーサイズの歯間ブラシのように歯間空隙に合った毛の量が入ります。
要介護者の口腔ケアにも応用できます。

株式会社 ピー・エム・ジェー　PREVENTIVE MEDICINE IN JAPAN
〒700-0953 岡山県岡山市南区西市541-1
TEL.086-244-1251　FAX.086-244-1351
http://www.pmjv7.co.jp

お客様相談室（一生涯 よい歯）
0120-145-418
●受付時間／10:00〜17:00（土・日・祝日を除く）

別冊歯科衛生士
はじめてチェアサイドに立つときに役だつ
歯周治療 独習ノート
―患者さんの前で戸惑わないための14ステップ―

2010年5月10日　第1版第1刷発行
2016年11月1日　第1版第2刷発行

監　　修　　小林　明子
　　　　　　こばやし　あきこ

発　行　人　　佐々木　一高

発　行　所　　クインテッセンス出版株式会社
　　　　　　東京都文京区本郷3丁目2番6号　〒113-0033
　　　　　　クイントハウスビル　電話(03)5842-2270(代表)
　　　　　　　　　　　　　　　　　(03)5842-2272(営業部)
　　　　　　　　　　　　　　　　　(03)5842-2278(編集部)
　　　　　　web page address　http://www.quint-j.co.jp/

印刷・製本　　大日本印刷株式会社

Ⓒ2010　クインテッセンス出版株式会社　　　　　禁無断転載・複写
Printed in Japan　　　　　　　　　　　　　　落丁・乱丁はお取り替えします
　　　　　　　　　　　　　　　　　　　ISBN978-4-7812-0133-7　C3047

定価は表紙に表示してあります